SpringerWienNewYork

Rosa Aspalter
Eckhard Schitter (Hrsg.)

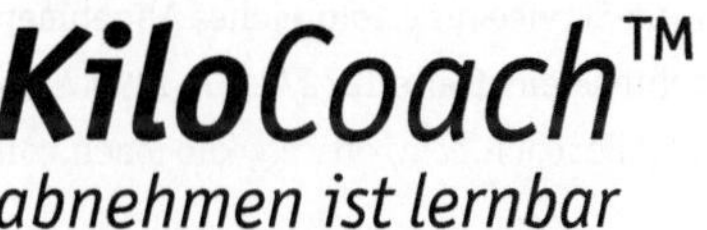

Rosa Aspalter, Eckhard Schitter
KiloCoach™ - abnehmen ist lernbar

KiloCoach™
Online-Service für erfolgreiches Abnehmen
Liechtensteinstraße 12/2/11, A-1090 Wien, Österreich
www.kilocoach.com, office@kilocoach.com

Softcover reprint of the hardcover 1st edition 2006
Springer Wien New York ist ein Unternehmen von
Springer Science+ Business Media
springer.at

Umschlaggestaltung, Satz und Layout: Michael Merzlikar, A-1150 Wien, Österreich
Gedruckt auf säurefreiem, chlorfrei gebleichtem Papier – TCF
SPIN: 11613053

Mit 28 Abbildungen
Bibliografische Information der Deutschen Bibliothek
Die Deutsche Bibliothek verzeichnet diese Publikation in der Deutschen Nationalbibliografie, detaillierte bibliografische Daten sind im Internet über http://dnb.ddb.de abrufbar.

ISBN 978-3-211-33546-8 Springer Wien New York

Vorwort

Ernährung ist zu einem Modethema geworden. Das große Angebot an regionalen und überregionalen Nahrungsmitteln und Gerichten ermöglicht eine sehr individuelle Auswahl. Ein anhaltender Wellness-Trend führt zu einem vermehrten Bewusstsein und Interesse an bestimmten Ernährungsformen, und das propagierte Schönheitsideal verlangt nach immer neuen Diäten. Anhand dieser vielen Möglichkeiten und Lebensanschauungen sprießen Ernährungsmoden wie Pilze aus dem Boden. Dem gegenüber stehen die Folgen des Überkonsums mit etwa 50 % Übergewichtigen in der Bevölkerung, die eine Eindämmung dieser Situation erfordern.

An Vorschlägen und Methoden, Gewicht zu reduzieren, mangelt es nicht. Bei den Abnehmwilligen besteht jedoch immer noch häufig die Auffassung, dass Übergewicht mit einer Diät, einer kurzfristigen Umstellung, einer Kur oder auch einer Pille zu bewältigen sei. Je kürzer und rascher die Abnehmmethode, desto mehr Absatz scheint damit erreicht werden zu können. Und selbst viele erfolglose Versuche scheinen nicht dazu Anstoß zu geben, dieses Konzept zu hinterfragen.

Dieses Buch bietet einen neuen Ansatz: Stellen Sie sich vor, Ihre Ernährung so selbstverständlich zu planen und zu organisieren, wie Sie es auch mit Ihrer Zeit oder Ihrem Geld tun. In einem funktionierenden Haushalt stehen Einkommen und Ausgaben in einem ausbalancierten Verhältnis. In gleicher Weise erfordert unser Körper eine Ausgewogenheit des Energieverbrauchs und der zugeführten Nahrungsenergie. Mit der richtigen Strategie diese Balance zu finden und wieder zu fühlen, wie es ist, wenn man sich wirklich wohl fühlt, dazu soll dieses Buch anregen.

Rosa Aspalter, Eckhard Schitter
Wien, Salzburg 2006

Inhalt

5 Vorwort

8 Verständnis statt Verzweiflung!

10 Die unterschiedlichen Motive abzunehmen
12 Warum wir essen (Martina Weissenböck)
14 Warum Diäten nicht funktionieren
16 Abnehmen ist lernbar
18 Erkennen und verstehen entlastet emotional
21 Ernährungsmanagement statt Diäten und Pillen
24 Veränderung braucht Beobachtung (Eckhard Schitter)
27 Ziele setzen und verwirklichen (Eckhard Schitter)
34 Erfolgsdefinition und Erfolgskontrolle

38 Hallo, bin gerade beim Abnehmen!

40 Was wir von Organizern lernen können (Eckhard Schitter)
46 Für jeden das richtige Protokoll
51 Für jeden den geeigneten Sattmacher
53 Was esse ich konkret?
60 Vorsicht – Falle!
64 Auswärts essen
72 Ohne Bewegung bewegt sich nichts
74 Bewegung am Schreibtisch, im Auto, im Lift (Eckhard Schitter)
81 Die richtige Frequenz (Kurt Moosburger)
89 Was tun, wenn Bewegung beschwerlich ist? (Martin Friedrich)
94 Stress und Übergewicht (Eckhard Schitter)
99 Das Geheimnis des Abnehmens ist: „Dran bleiben"
107 Der Notfallkoffer (Martina Weissenböck)

110 Essen kann so schön sein!

112 Bewusst - ein Genuss! (Martina Weissenböck)
116 Der Schweinsbraten (unter Mitwirkung von Christian Aspalter, Martina Weissenböck)
123 Lust und viele Unannehmlichkeiten
133 Hunger nach Liebe (Gerti Senger)
135 Feste feiern und genießen (Viktoria Scherrer)

140 The survival of the thickest

142 Die Gene oder das Essen?
149 Ernährungs- und Lebensgewohnheiten vom 19. bis zum 21. Jahrhundert
157 Die Geschichte der Diäten (Viktoria Scherrer)
164 Übergewicht als politische Herausforderung (Viktoria Scherrer, Rosa Aspalter)
170 Das Prinzip *KiloCoach*™

172 Die Autoren
176 Quellenverzeichnis
185 Stichwortverzeichnis

Verständnis statt Verzweiflung!

Die unterschiedlichen Motive abzunehmen 10
Warum wir essen 12
Warum Diäten nicht funktionieren 14
Abnehmen ist lernbar 16
Erkennen und verstehen entlastet emotional 18
Ernährungsmanagement statt Diäten und Pillen 21
Veränderung braucht Beobachtung 24
Ziele setzen und verwirklichen 27
Erfolgsdefinition und Erfolgskontrolle 34

Diät 7
Diät 6
Diät 5
Diät 3
Diät 2
Diät 1

Die unterschiedlichen Motive abzunehmen

Im Folgenden finden Sie eine ganze Reihe möglicher Motive, warum Menschen versuchen abzunehmen. Bitte markieren Sie die, die Sie besonders ansprechen:

1. Weil der Arzt es gesagt hat.
2. Weil mein/e Partner/in auf Schlanke steht.
3. Weil alle Freunde es mir raten.
4. Damit ich eine/n Partner/in finde.
5. Damit wieder mehr an mir interessiert sind.
6. Um mehr zu gefallen.
7. Damit ich ein bestimmtes Kleidungsstück tragen kann.
8. Weil ich mich nicht wohl fühle.
9. Weil ich mich schlapp fühle.
10. Weil ich sexy wirken möchte.
11. Weil ich mich am Strand im Bikini zeigen möchte.
12. Weil ich zu einem Ereignis ein bestimmtes Kleid tragen möchte.
13. Weil ich mir selbst nicht gefalle.
14. Weil ich es unschön finde, dick zu sein.
15. Weil ich es satt habe, dick zu sein.
16. Weil ich es unerotisch finde, dick zu sein.
17. Weil ich glaube, dass ich so nicht liebenswert bin.
18. Weil ich beeindrucken möchte.
19. Weil man über mich spottet.
20. Weil man mich nicht ernst nimmt.
21. Damit ich bessere Berufschancen habe.
22. Damit ich noch besser wirke.
23. Damit mein/e Partner/in mich endlich wirklich liebt.
24. Damit ich meinen Kindern gefalle.
25. Damit sich meine Familie nicht wegen mir schämen muss.
26. Weil ich mit meiner Körperfülle zu sehr dominiere.
27. Damit ich beweglicher bin.
28. Damit ich mich leichter fühle.
29. Damit ich länger gesund bleibe.
30. Weil ich auf Grund meines Übergewichtes schon andere Erkrankungen habe. Ich möchte die Situation nicht noch verschlimmern.
31. Damit ich es meiner Familie, meinen Freunden/innen oder meinen Arbeitskollegen/innen zeigen kann.

32. Damit ich auch wieder Schokolade essen darf, ohne ein schlechtes Gewissen zu haben.
33. Damit ich schöner bin.
34. Damit mein/e Partner/in endlich etwas von mir hält.
35. Weil ich es unappetitlich finde, dick zu sein.
36. Weil man ständig hört, wie ungesund das Dicksein ist.
37. Weil ich eine Traumfigur haben möchte.
38. Weil ich es satt habe, belächelt zu werden.
39. Weil ich es satt habe, nicht das anziehen zu können, was ich möchte.
40. Weil ich Angst habe, meinen Job zu verlieren.
41. Weil es mich vor mir selbst ekelt.
42. Weil ich viel in der Öffentlichkeit bin und einen besseren Eindruck machen möchte.
43. Damit ich zeigen kann, dass ich das schaffe.
44. Weil ich es hasse, dick zu sein.
45. Weil mein Übergewicht in sonstiger Weise meine wirtschaftliche Existenz gefährdet.
46. Sonstiges: ....

Sie erhalten nun keine Antworten wie in einem der unzähligen „Psychotests". Sehen Sie nur nach, zu welchen der nachfolgenden Motive Ihre Antworten schwerpunktmäßig passen. Sie können Punkte zählen, indem Sie die Häufigkeit Ihrer Antworten für jedes Motiv addieren. Vielleicht sind auch bei Ihnen mehrere Motive mit im Spiel, die Gewichtung ist aber von Person zu Person unterschiedlich. Wichtig ist es zu wissen, dass die unterschiedlichen Motive unterschiedlich gute Prognosen aufweisen.

Motiv A: Großer Leidensdruck von innen
Motiv B: Großer Leidensdruck von außen
Motiv C: Repräsentationsmotiv
Motiv D: Gesundheitliche Probleme
Motiv E: Wirtschaftliche Probleme
Motiv F: Wellness-Gedanke und Körperbewusstsein

Wichtig ist weiterhin, dass hinter diesen Motiven wieder weitere stehen können. So kann sich z.B. hinter einem großen inneren Leidensdruck Unsicherheit, Mangel an Selbstbewusstsein, Selbstverachtung und anderes mehr verbergen, hinter einem großen äußeren Leidensdruck z.B. Isolation, Angst und Konkurrenz.

Warum wir essen

Martina Weissenböck

Sehr häufig entstehen überflüssige Kilos dadurch, dass wir in Situationen essen oder trinken, in denen wir gar nicht hungrig oder durstig sind, oder weiter essen, obwohl wir schon satt sind. Wir essen z.B., weil gerade Mittags- oder Pausenzeit ist. Manche knabbern gerne vor dem Fernseher, andere essen, weil ihnen langweilig ist, weil sie sich gerade geärgert haben oder sich entspannen möchten. Oder wir greifen zu, weil wir eingeladen wurden und es uns unhöflich erscheinen würde abzulehnen. Wir trinken ein Gläschen, um mit anderen anzustoßen usw.

Tipp 1: Machen Sie sich eine Liste von den Situationen, die Sie immer wieder zum Essen oder Trinken veranlassen.

Als nächstes überlegen Sie sich, ob Sie in den letzten drei Situationen, in denen Sie gegessen haben, wirklich körperlich hungrig waren. Diese Frage ist möglicherweise gar nicht so leicht zu beantworten, da wir körperlichen Hunger kaum noch zu spüren bekommen. Es ist fast ständig Nahrung vorhanden und wir nehmen sie in regelmäßigen Abständen zu uns, noch bevor unser Körper danach verlangt.

Wie fühlt sich Hunger an? Die körperlichen Empfindungen sind von Person zu Person unterschiedlich. Bei manchen zeigt er sich als Gefühl der Leere im Bauch, bei anderen als Grummeln oder als Spannung, bei einigen als mulmiges Gefühl, schlechte Laune oder auch als Kopfweh und Müdigkeit sowie leichtem Frieren.

Tipp 2: Zögern Sie die nächste Mahlzeit hinaus und achten Sie auf die Signale Ihres Körpers, die dabei auftreten.

Wenn Sie keinen körperlichen Hunger aber trotzdem Verlangen nach Essen verspüren, bezeichne ich das als Seelenhunger. Im Unterschied zum Körperhunger, der für Energiezufuhr sorgt und uns stark und gesund macht, macht uns der Seelenhunger dick. Es geht dabei um die Befriedigung eines anderen Bedürfnisses mittels Nahrung. Möglicherweise brauchen wir Beruhigung, Entspannung oder Trost, oder wir haben den Wunsch nach Erfüllung, den wir mit Essen oder Trinken zu befriedigen versuchen. Das körperliche Völlegefühl hilft uns kurzfristig, unangenehme Gefühle nicht wahrzunehmen. Das kann Enttäuschung, Traurigkeit, Ärger, Anspannung, Leere oder ein anderes unerwünschtes Gefühl sein. Welche Gefühle stecken hinter Ihrem seelischen Hunger?

Ein erster Schritt, sein Essverhalten zu ändern, ist daher, unangenehme Gefühle zu akzeptieren. Sehen Sie diese als Botschaften, die Ihnen etwas Wichtiges verdeutlichen wollen. Angst z.B. will Sie auf etwas in der Zukunft hinweisen, worauf Sie sich besser vorbereiten müssen. Überforderung signalisiert, dass Sie die Aufgaben, die Sie sich vorgenommen haben, neu bewerten und Prioritäten setzen müssen. Einsamkeit weist Sie darauf hin, dass Sie sich um Ihr soziales Leben kümmern sollten. Unangenehme Gefühle sind wertvoll, wenn sie richtig verstanden werden. Bevor Sie das nächste Mal in die Naschlade greifen, fragen Sie sich: Was fühle ich gerade und was will mir dieses Gefühl sagen?

Tipp 3: Listen Sie genussvolle Erfahrungen auf.

Zählen Sie alle Tätigkeiten auf, die Ihnen gut tun: Baden, Spazierengehen, mit Ihrem Kind spielen, eine Geschichte vorlesen, die Ihnen gut gefällt, singen, eine Freundin anrufen, sich auf eine Schaukel auf dem Spielplatz setzen, einer interessanten Sache nachgehen und nachforschen, ins Kino gehen und vieles andere mehr. Hängen Sie die Liste in Reichweite auf, damit Sie bei Bedarf darauf zugreifen können.

Viele Bedürfnisse lassen sich aber nicht ad hoc erfüllen, sie brauchen Aktivität und Planung im Vorfeld, wie z.B. Termine ausmachen, mit Leuten verabreden, Karten reservieren. Warten Sie also nicht, bis Sie sich wirklich elend fühlen, sondern handeln Sie vorbeugend.

Üben Sie die neue Strategie ein, indem Sie in der Vorstellung immer wieder durchgehen, was Sie beim nächsten Mal machen, wenn Sie den Drang verspüren zu essen, ohne dass Sie körperlich hungrig sind oder weiter essen, obwohl Sie satt sind. Auf diese Weise gewinnen Sie Entscheidungsfreiheit. Sie werden nicht mehr mit einem automatischen Essverhalten reagieren, sondern dann essen, wenn es Ihnen nützt und dann aufhören, wenn Ihr Körper ausreichend Nährstoffe aufgenommen hat.

Warum Diäten nicht funktionieren

1. … weil sie eine physiologisch notwendige Gegenregulation hervorrufen.

Im Bereich der Physiologie ist jede abrupte Veränderung von einer Gegenregulation begleitet. Einige Kilos innerhalb kürzester Zeit abzunehmen, bedeutet für den Organismus eine abrupte Änderung. Nach Jahren regelmäßigen Voll- oder sogar Überessens stellt plötzliches Nichtessen sicherlich eine gravierende Veränderung dar. Und in diesem Fall heißt die Gegenregulation: Hunger, ständig ans Essen denken, nach Nahrung suchen.

Um ein Gegensteuern des Körpers zu vermeiden, ist eine allmähliche Umstellung der persönlichen Ernährung erforderlich.

2. … weil sie nichts mit Ihren persönlichen Ernährungsgewohnheiten zu tun haben.

Wenn Sie eine Fastenkur, eine Frühlingsdiät oder Ähnliches beginnen, ist dies für Sie eine fremde Ernährungsweise, jedenfalls nicht Ihre übliche. Auch wenn Sie sich dabei ganz wohl fühlen, kehren Sie danach aller Voraussicht nach wieder zu Ihren gewohnten Ernährungsmustern zurück. Ich halte es für zielführender, zunächst nur einzelne kalorienreiche Speisen oder Getränke gegen kalorienarme auszutauschen, um so schrittweise die Kalorienzufuhr zu senken. Nur diese Veränderungen passen dann auch zu Ihrem Lebensstil, und nur diese Veränderungen können Sie auch langfristig beibehalten.

Gehen Sie von Ihren eigenen Ernährungsgewohnheiten aus!

3. … weil ohne Bewegung Proteine statt Fett abgebaut werden.

Der Körper kann zur Energiegewinnung verschiedene Substanzen heranziehen: Fett, Blutzucker, Glykogen sowie Proteine. Unter normalen Umständen ist der Proteinabbau nicht höher als der Proteinaufbau, sprich: man verliert keine Muskelmasse. Bei starker Einschränkung der Nahrungszufuhr, insbesondere beim Fasten, sind die frei verfügbaren Kohlenhydrate bald erschöpft, und die Energiegewinnung aus den Fettdepots lässt sich nicht so rasch und nicht in beliebiger Höhe steigern. So holt sich der Körper die fehlenden Kalorien nicht aus den eigenen Fettdepots, sondern greift zu dem, was er zunächst leichter als Energiereserve heranziehen kann: Proteine, sprich: Muskelmasse. Wenn Sie nun also nicht lange genug mit einer Diät durchgehalten haben und währenddessen auch nichts für Ihren Muskelaufbau getan haben, beginnen Sie bereits wieder zu essen, bevor auch nur ein Dekagramm Fett verschwunden ist. Im Gegenteil: Jetzt legen Sie sogar noch ein paar Pölsterchen zu! Das ist die ganz kurze Erklärung dafür, warum so viele, die eine Diät nach der anderen ausprobieren, zunehmend dicker werden.

Bewegung ist eine absolute Notwendigkeit!

Eine Diät sollte man also durchführen, wenn der Stoffwechsel bestimmte Besonderheiten der Ernährung verlangt. Dies ist besonders wichtig, wenn Sie an Diabetes mellitus oder an einer anderen Stoffwechselerkrankung leiden. Hier hängt Ihre Gesundheit entschieden vom Einhalten bestimmter Ernährungsregeln ab. Eine Diät kann man machen, um zu entschlacken oder um noch ganz andere Ziele zu erreichen. Aber führen Sie keine Diät mehr durch um abzunehmen!

Abnehmen ist lernbar

Nur etwa 15 % aller Abnehmversuche sind erfolgreich. Ein renommiertes medizinisches Schweizer Journal beziffert die Langzeiterfolge des Abnehmens gar mit nur 1 %. Einige Abnehmprogramme haben zumindest während der Teilnahme hohe Erfolgsraten, doch was ist danach? Wie viele haben Ihr neues Gewicht auch noch nach einem Jahr oder nach fünf Jahren halten können? Hier hüllt man sich gerne in Schweigen.

Kurzfristige Diäten können gelegentlich sinnvoll sein. Man kann z.B. einen ersten Erfolg erzielen und damit Mut und Motivation gewinnen. Langfristig aber geht es nur mit dem unverstellten Blick auf das eigene Essen und einer dauerhaften Ernährungs- und Lebensstiländerung. Ein Programm, das nicht von den eigenen Ernährungsgewohnheiten ausgeht, sondern lediglich einen Ernährungsplan vorgibt, kann keinen dauerhaften Erfolg erzielen.

Einmal zu sehen, was man so isst, ist fast ausnahmslos mit Überraschungen verbunden. Oft ist man allein bei der ersten Tagesbilanz schon dazu veranlasst, weniger zu essen. Und diese Erfahrung kann nicht mehr rückgängig gemacht werden. Sie hat fast unweigerlich Konsequenzen. Nicht zuletzt deshalb wird sie – bewusst oder unbewusst – mit aller Kunst und mit unglaublichem Geschick vermieden.

Die Erkenntnis ist aber nicht nur ein Schock. Sie verschafft auch eine enorme Erleichterung. Wie viele wundern sich, warum sie nicht abnehmen, fürchten, dass etwas mit ihrem Körper nicht in Ordnung sei. Mit einem Ernährungstagebuch sehen viele plötzlich, dass sie bei der Art und Weise, wie sie sich ernähren, nicht abnehmen können. Es ist ein Ding der Unmöglichkeit, als Person mit 160 cm Körpergröße und 2.000-2.500 kcal Zufuhr pro Tag sein Gewicht zu reduzieren. Das sprichwörtliche Blatt Salat und das eine Stück Brot, das man zu sich zu nehmen glaubt und das auf unheimliche Art allein schon dick macht, entpuppt sich als Frühstücks-Honigsemmel, Müsli, Kaffee und Orangensaft, eine Mehlspeise am Vormittag und zwei Gläser Saft, eine Suppe und Schinkenfleckerl mit gemischtem Salat zu Mittag, ein Faschingskrapfen mit Kaffee am Nachmittag, zwei Stück Brot mit Wurst und Käse am Abend und dann noch als Rumkugeln und zwei Gläschen Wein zum Fernsehen und dem letzten Glas Orangensaft. Durchaus nichts Üppiges – aber insgesamt so viel, dass man vielleicht gerade nicht zunimmt, wenn man sich viel bewegt, ganz sicher aber nicht abnehmen kann.

Zu einer langfristig erfolgreichen Umstellung gehört auch das Gefühl für einzelne Lebensmittel. Man muss einige Situationen auf ihre unterschiedlichen Möglichkeiten hin durchgespielt haben, um sich auf Dauer vor den größten Fallen der Ernährung schützen zu können, einige Situationen der Wahlmöglichkeit erlebt haben, um zu sehen, welche Alternativen in welchen Situationen zur Verfügung stehen, und was die Konsequenzen der jeweiligen Entscheidung sind. Ein Programm, das dazu anleitet, wird auf lange Sicht die besten Erfolge erzielen, nämlich den bleibenden Erfolg.

Zudem enttarnt das Verstehen der Kalorienbilanz des eigenen Körpers alle schönen aber unrealistischen Versprechungen („20 kg in 2 Wochen!") und schützt sehr effektiv davor, wieder einmal auf diese reinzufallen. Es erspart Zeit, vermutlich viel Geld, vor allem aber die Frustration eines neuerlich erfolglosen Abnehmversuchs.

Erkennen und verstehen entlastet emotional

Wer übergewichtig ist, wird des Öfteren daran erinnert, dass er etwas dagegen tun sollte. Es ist daher nicht allzu leicht, das Lebensgefühl, es sei alles in Ordnung, aufrecht zu halten. Wie aber kommt man zurecht mit der permanenten Widerspiegelung von schlanken oder muskulösen Idolen, von normalen Laborwerten und abschreckenden Krankheitsbildern? Und mit dem Widerspruch, dass man es ja eigentlich selbst auch möchte, nämlich superschlank und muskulös zu sein, es aber einfach nicht schafft? Etwas, das auf geheimnisvolle Art gegen die eigenen Wünsche läuft, ohne dass man es begreifen könnte, hat etwas Bedrohliches. Da nützt es auch nichts, einen Schuldigen für das eigene Übergewicht zu finden. Dieses Ausweichmanöver mag uns insofern erleichtern, als es uns glauben macht, dass wir eben nichts gegen unser Übergewicht tun könnten. Wir werden auf diese Art und Weise zumindest Schuldgefühle los. Aber selbst dann ist in den meisten Fällen das Unbehagen vorhanden, dass etwas mit dem eigenen Körper nicht in Ordnung sei. Es gibt nur die Wahl: entweder selbst schuld oder krank zu sein. Keine dieser Alternativen ist erfreulich. Dies ist der Grund dafür, warum die meisten, die sich dem Essproblem stellen, angesichts der ersten Tatsachen weniger einen Schock als vielmehr Erleichterung verspüren.

Das Ausmaß der Erleichterung, die sich einstellt, wenn man zu sehen beginnt, was man isst, geht aber darüber noch hinaus. Es muss also noch etwas im Spiel sein, was sich durch das Erkennen erübrigt, sich „in Luft auflöst". In vielen Gesprächen wurde berichtet, dass die Verzweiflung, nicht zu wissen, wie man „es" angehen solle, verschwunden sei. Sonja, die nach vielen vergeblichen Diäten einige Monate Ernährungsprotokoll führte, drückte das so aus: „Plötzlich sah ich eine Hoffnung. Ich sah, dass das nicht nur ein leeres Versprechen war, sondern dass es um Fakten und reale Möglichkeiten ging, und dass ich nun vorhersehbar planen konnte, und alles war zu jeder Zeit überprüfbar!" Wenn ich weiß, warum ich zunehme, weiß ich auch, wie ich abnehme, so könnte die Konsequenz daraus zusammengefasst werden. Aus dem Mysterium des Abnehmens wird ein ganz reales und planmäßig durchführbares Vorhaben.

Noch etwas kann beobachtet werden: das Gefühl des Selbstmitleids. „Ich esse ja eh so wenig, und von dem Wenigen nehme ich auch noch zu!" – „Ich kann mir nichts leisten!" – „Ich bin benachteiligt! – Die anderen dürfen essen und trinken, so viel sie wollen und nehmen nicht zu!" So lauten die Gedankenund Gefühle, die vielfach unbewusst Übergewichtige begleiten und erst dann ins Bewusstsein rücken, wenn sie sich erübrigt haben . Führt man ein Ernährungsprotokoll, sieht man, dass es nicht nur einen, sondern sehr viele Wege gibt, sein Gewicht zu reduzieren. Dass man die Wahl hat: entweder die Nachspeise wegzulassen oder gegen Obst auszutauschen, oder doch zu essen und dafür eine Stunde zu laufen. Diese wieder gewonnene Freiheit ermöglicht einen selbstverantwortlichen Umgang und sehr viel Vergnügen daran, sich noch mehr mit seiner Ernährung zu beschäftigen. Wie schade, dass wir eigentlich nie darauf hingewiesen werden, sondern immer nur Gebote, Verbote und Verlockungen vorfinden, denen wir ohne Überblick ziemlich hilflos ausgeliefert sind!

Zu einer Erleichterung führt es auch, sich über die Dimensionen seines Vorhabens klar zu werden und sie in ein angemessenes Licht zu rücken. Angemessen bedeutet hier: ohne Übertreibung, ohne Pessimismus, mit einer kräftigen Portion Optimismus und Sachlichkeit. Dazu möchte ich Ihnen eine Übung vorschlagen:

Tipp 1: Holen Sie sich drei Stifte: einen schwarzen, einen grünen und einen roten. Tragen Sie nun mit dem schwarzen Stift auf der folgenden Seite die Verlaufskurve Ihres Gewichtes über Ihre gesamte Lebenszeit hinweg ein!

In welcher Zeitspanne erreichten Sie Ihr jetziges Gewicht? War dies mit bestimmten Ereignissen oder Veränderungen verbunden?

Tipp 2: Und nun träumen Sie Ihr Abnehmziel und tragen dieses mit einem roten Stift ein.

Zeichnen Sie ruhig! Auch wenn Ihnen dieses nun komisch, übertrieben oder sonst wie vorkommen sollte. Stellen Sie Ihre Träume nur einmal ruhig dar!

Tipp 3: Und nun greifen Sie zu Ihrem grünen Stift und zeichnen eine Wunschkurve, die Ihnen einerseits realistisch, andererseits aber doch auch zufriedenstellend erscheint.

Machen Sie sich noch keine Gedanken darüber, wie Sie dies erreichen können. Darüber wird im gesamten zweiten Abschnitt dieses Buches zu lesen sein.

Mein Körpergewicht

160kg
150kg
140kg
130kg
120kg
110kg
100kg
90kg
80kg
70kg
60kg
50kg
40kg
30kg
20kg
10kg

5 10 15 20 25 30 35 40 45 50 55 60 65 70 75 80

Lebensjahre

Ernährungsmanagement statt Diäten und Pillen

Die Erfahrungen zeigen: 15 % der Abnehmversuche sind erfolgreich. Und unzählige Abnehmwillige haben nach einer Diät sogar mehr Gewicht als zuvor! Vielleicht sollten wir aber den Begriff „Diät" einmal etwas genauer umreißen.

Mit dem Begriff „Diät" möchte ich eine Ernährung bezeichnen, die auf bestimmten Empfehlungen beruht, im günstigsten Fall von einer fachkompetenten und umsichtigen Person erstellt wurde und sich vor allem von der üblichen eigenen Kost unterscheidet. Dieser letzte Punkt ist dabei der springende. Da diese Kost nicht selbst gewählt und entwickelt, sondern von außen vorgegeben wurde, ist sie wenig an den Lebensrhythmus und die Möglichkeiten des Einzelnen angepasst. Wenn ganz strikte medizinische Gründe vorliegen, wird man vernünftigerweise seine Lebensweise an die Diätempfehlungen anpassen. Doch wenn keine Dringlichkeit ersichtlich ist, wird die Diät vermutlich nur als Übergangslösung angesehen, und man ist froh, wenn man schließlich wieder zur alten Ernährungsweise zurückkehren darf. Nicht selten geben Diäten sogar einen fixen Zeitplan vor, wann etwas zu essen ist. Die eigene Auswahl treffen und den eigenen Geschmack und Lebensrhythmus mit berücksichtigen zu können, erscheint eine unabdingbare Voraussetzung zu sein, um Ernährung auf lange Sicht umstellen zu können. Es dauert schließlich, bis man von einem richtigen „Weißbrotesser" dazu kommt, den Geschmack eines Vollkornbrotes genießen zu können und sich über die lang anhaltende und angenehme Sättigung zu freuen. Zu diesem Zeitpunkt empfinden viele das Weißbrot bereits als Pappe, an dem nichts dran ist. Sie essen es nur mehr, wenn es wirklich besonders gut zu einer Speise passt und es von hoher Qualität ist.

Der Wunsch, rasch abzunehmen, und das natürlich ohne Mühe, ist nur zu sehr verständlich. Aber wer einmal das Verlangen nach einer Wurstsemmel, nach einem Schnitzel oder einer Mehlspeise während einer Diät verspürt hat, der weiß auch, wie viel Verzicht und Selbstdisziplin es bedeutet, diese Dinge nicht essen zu dürfen. Und da selten eine einzige Diät gemacht wird, sondern Übergewichtige in der Regel viele Abnehmversuche unternehmen, ist Abnehmen schon so richtig mit Verzicht, mit Hunger und mit Selbstmitleid verbunden. So fällt man immer wieder auf die Werbung herein: „Ganz ohne Verzicht", „Essen Sie was Sie wollen!", „Abnehmen wie von selbst". Was hier vor sich geht, ist eine negative Konditionierung, und mit jedem weiteren erfolglosen Versuch steigt das Bedürfnis, es doch endlich einmal ohne alle Mühe zu schaffen. Gegen jedes bessere Wissen und gegen jede eigene (oft mehrfache!) negative Erfahrung kaufen wir wieder ein Abnehmpräparat in der Apotheke oder über ein Magazin. Insgeheim wünschen wir ja, dass es so funktioniere.

Abgesehen von einigen wenigen Spezialfällen, in denen Abnehmpräparate sinnvoll sind und tatsächlich wirken, haben auch die Besten darunter einen Nachteil: Sie helfen uns, blind gegenüber unserer eigenen Ernährung zu bleiben. Sie führen dazu, uns wieder und wieder an der Frage vorbeizuschwindeln, was und wie viel wir essen und eine Bilanz zu ziehen. Eine Studie unterteilte die Teilnehmer eines Abnehmprogramms in zwei Gruppen. Beide erhielten die selben Anleitungen und die selbe Betreuung und unterschieden sich nur dadurch, dass eine Gruppe zusätzlich ein Abnehmpräpertat einahm. Die Gruppe mit zusätzlicher Begleitmedikation nahm langfristig weniger ab als die Gruppe ohne zusätzliche Medikamente. Also: Auch die Hoffnung auf einen unterstützenden Effekt können Abnehmpräparate oft nicht einlösen.

„Also gut, ich sehe es ja ein. Es ist nicht gerade mein sehnlichster Wunsch, das aufzulisten, was ich esse und trinke und meinen geliebten Braten mit Knödeln als handfeste Kalorienbombe beschrieben zu sehen, aber ich bin einmal bereit dazu. Nur – wo anfangen?" Die Empfehlungen für „richtige" Ernährung sind so vielfältig und auch so widersprüchlich, dass es selbst für Experten oft schwierig ist, das „Richtige" herauszufiltern. Wo also anfangen bei der Fülle an Empfehlungen?

Meine Antwort lautet: bei der eigenen Ernährung. Ihr persönlicher Ernährungsstil hat seine eigene Entwicklungsgeschichte, die im Säuglingsalter begonnen hat und durch viele verschiedene Einflüsse zu dem gemacht worden ist, was sie heute darstellt. Für fast jede Ihrer Gewohnheiten lassen sich bestimmt einige Gründe finden, nur bleiben diese meist ein Leben lang unbewusst. Und für viele ist es bereits ein beeindruckendes Erlebnis, den eigenen Ernährungsstil zu erkennen und zu beginnen, diesen zu verstehen. Und genau ab diesem Augenblick ist Veränderung im Sinne einer bewussten Planung und Zielsetzung möglich. Schrittweise, von der eigenen Ernährung ausgehend, werden einzelne Speisen ersetzt durch Dinge, die Ihnen zumindest ebenso entsprechen wie die ursprünglichen.

Das Ziel der Veränderung ist nicht allzu schwer zu formulieren: Dass Sie mehr Obst und Gemüse essen sollen und weniger Süßigkeiten, haben Sie jedenfalls schon oft gehört. Ein Plan ist hier sehr hilfreich, diese allgemeinen Regeln auch in die Praxis umzusetzen. Und er schafft uns auch die Möglichkeit, den Erfolg zu kontrollieren. Wenn also Ihr Ziel lautet, statt 0 Stück Obst nun 3 Stücke Obst am Tag zu essen, so machen Sie für jedes Stück eine Marke in Ihren Plan, in Ihr Logbuch des *KiloCoach*™-Programms oder in Ihren Kalender. So sehen Sie, was Sie wirklich schaffen, und Sie merken auch, ob ein Ausreißer wirklich noch ein Ausreißer ist, oder ob der Plan schon seit längerem aufgegeben wurde. Und Sie sollten sich für jeden einzelnen erfolgreichen Schritt belohnen. Durchaus auch in der Weise: „Jetzt habe ich zwei Wochen tatsächlich täglich 3 Stücke Obst gegessen. Dafür erlaube ich mir nun ein Stück Torte." Dies ist durchaus möglich, so lange es sich in einem vernünftigen Verhältnis bewegt. Noch besser allerdings wären nichtkalorienhaltige Belohnungen: ein Magazin, eine Blume, ein Kinobesuch.

Nicht selten führen bereits diese ersten Schritte zu einem ganz anderen Lebensgefühl, zu wesentlich mehr Wohlbefinden, und nun wird plötzlich nach weiteren Möglichkeiten gesucht, sich besser zu ernähren, sich wohler zu fühlen. Der Punkt, an dem das Ernährungsprotokoll lästige Pflichterfüllung ist, ist in dem Augenblick überwunden, wenn eine Veränderung im eigenen körperlichen Befinden spürbar wird. Die Gefahr eines Jo-Jo-Effekts ist dabei verschwindend gering. Man lächelt nur mehr über Diät- und Pillenwerbung.

Veränderung braucht Beobachtung

Eckhard Schitter

Wenn in einem Unternehmen finanzielle Probleme auftreten, ist das erste Gebot, die Bilanz zu überprüfen. Alle Einnahmen werden den Aufwendungen gegenübergestellt. So findet man sehr rasch die Ursache für Fehlentwicklungen.

Ein Ernährungsmanagement sollte ähnlich funktionieren. Der IST-Zustand muss einmal erhoben werden. Nun ist es ja zumeist so, dass Menschen, die zu diesem Buch greifen, ein Körpergewicht haben, das ihrem subjektiven Wohlgefühl nicht mehr und den objektiven Bewertungskriterien (Body Mass Index, auch BMI genannt) schon gar nicht mehr entspricht. Da ist „Bilanz ziehen" angebracht. In der Wirtschaftswelt heißt es dann:

1. „Wo stehen wir?"
2. „Wie ist es dazu gekommen?"
3. „Wo wollen wir hin?"
4. „Wie gehen wir's an?" und
5. „Wie werden wir das Ziel erreichen?"

Uns sollten derzeit die beiden ersten Fragen interessieren.

Wo stehe ich?

Vielleicht fühlen Sie sich gelegentlich schlapp, die Kleidungsstücke um den „Äquator" spannen ein wenig, das Bücken ist ein bisschen mühsam geworden, und nach einem Aufstieg in den 3. Stock Ihres Bürohauses tanzen kleine Sternchen vor den Augen. Möglicherweise ist auch nur die Puste weg oder der Sommer kommt mit seiner schönen Bademode. Es gibt viele Situationen, die uns vor Augen führen, dass es mit unserer Leibesfülle nicht zum Besten steht.

Die Reaktionen auf diese Erkenntnis sind vielfältig. Einige überspielen die Situation mit originellen Sprüchen wie: „Das ist nur eine vorübergehende Erscheinung, die sich bald wieder legt" oder „Ich habe kein Übergewicht sondern bin nur untergroß". Ein berühmter französischer Feinschmecker meinte dazu: „Gewicht war nie mein Problem. Ich habe einfach auf eine größere Kleidergröße gewechselt." Gemeinsam ist diesen Reaktionen: Die Betroffenen wollen ein Gewichtsproblem nicht zur Kenntnis nehmen. Wer den Kopf so in den Sand steckt, wird mit den negativen Erscheinungen weiterhin leben (müssen).

Andere aber wollen zwar Veränderung und eine Verbesserung der derzeitigen Situation, wissen aber nicht, wie Sie dies erreichen können. Viele frühere Diätversuche haben eine Einstellung wachsen lassen, die von Resignation und Hoffnungslosigkeit geprägt ist, und auch die scheinbaren „Wundermittel" sind nicht im Geringsten dazu geeignet, uns das „Wunder des Abnehmens" verstehen zu lassen. Und so nehmen wir uns eine Anleihe in der Wirtschaftswelt und gehen die Frage so pragmatisch an, als ginge es um eine kleine, alltägliche Aufgabe in einer Firma wie etwa folgende: Finden Sie heraus, wie die Lieferzeit eines Produktes verkürzt werden kann.

Wie ist es dazu gekommen?

Die Feststellung: „Ich habe einfach zugenommen" ist zwar korrekt, bringt uns aber noch nicht zu den Ursachen unseres Zustandes. Vielmehr werden wir die Wirkungsweise jenes genetischen Programms unseres Körpers beobachten müssen, welches ein Überangebot an Nahrungsenergie als Körperfett deponiert. Einige unserer Mitmenschen haben dazu genetisch eine geringere Neigung; andere aber, wie Sie oder ich, sind hier „begünstigt".

Wenn also ein Überangebot an Nahrungsenergie sich als „Pölsterchen" an unseren ansonst schönen Körper legt, dann muss eine Möglichkeit gefunden werden, wie dieses Überangebot erkannt und verhindert wird. Eine Bilanz hinsichtlich unserer Lebensgewohnheiten (Ernährung / Verbrennung) wird uns helfen, rasch die Verursacher zu erkennen. Schließlich gibt es, von ganz wenigen Ausnahmen abgesehen, nur zwei Möglichkeiten für zu hohes Gewicht: zu viel Nahrungsenergie oder zu wenig Verbrennung durch den Körper.

Wie kommt man nun zu konkreten Zahlen, um den Überschuss zu erfassen? In der Wirtschaftswelt gelingt das leicht, weil sowohl Einnahmen als auch Ausgaben eine gemeinsame Messgröße haben – nämlich die Währung. Sie nehmen 1.000 Euro ein und geben 1.000 Euro aus. Es bleibt kein Depot.

Im Ernährungsmanagement ist das nicht so offensichtlich. Wir denken beim Essen nicht in Kilokalorien, sondern wir essen das Schnitzel und trinken das kühle Bier. Und nicht einmal das Ergebnis, sofern uns dies überhaupt interessiert, sind Kilokalorien, sondern eben nur die Kilos. Wir greifen die Pölsterchen. Wir merken, dass der Gürtel, der Reißverschluss oder der Knopf spannt. Von der einen Messgröße des Essens bis zur Messgröße der körperlichen Auswirkung ist es also relativ weit. Und doch gibt es eine einfache Messgröße, sie heißt Brennwert oder Kalorie. Jede Bewegung des menschlichen Körpers verbraucht eine gewisse, messbare Menge an Energie, und jedes Nahrungsmittel beinhaltet eine gewisse, messbare Menge an Energie. Um zur ausgeglichenen Bilanz (=kein Fettdepot) zu kommen, ist es also nur mehr nötig, die zugeführte und die verbrauchte Energiemenge im Einklang zu halten. Wer pro 100 g Schokolade (Zufuhr 520 kcal) eine ¾ Stunde joggt (Verbrennung 600 kcal), der muss kein Depotfett fürchten.

Um abzunehmen ist es natürlich sinnvoll, die Energiebilanz eine gewisse Zeit lang negativ, also entweder mit geringeren „Einnahmen" oder mit mehr „Ausgaben" gegenüber dem jetzigen Stand zu gestalten. In der Praxis sieht das so aus, dass wir Nahrungsmittel suchen, deren Energiegehalt eher gering ist, was bedeutet, dass man z.B. statt einer Portion Kartoffelchips (25 g) zwei Portionen Salzstangen (50 g) essen kann, trotz gleicher Energieaufnahme (135 kcal). Sollten Sie sich allerdings einmal für die Alternative von frischen Karottenstreifen entscheiden, dann müssen Sie sich schon 600 g von diesen gesunden Dingern einverleiben, um auf dieselbe Energiezufuhr zu kommen.

Abnehmen hat also in erster Linie nicht mit Qual, Selbstverleugnung, Kasteiung und unerträglichen Einschränkungen zu tun. Es ist vielmehr eine Frage

1. der Intelligenz (Welche Alternativen wähle ich?)
2. der Mathematik (Zusammenrechnen der Brennwerte) und
3. der Flexibilität (Ich muss nicht an Althergebrachtem festhalten.)

Menschen, die so denken, haben bald ihr Ernährungsmanagement im Griff. Wenn wir abnehmen wollen, geht es ja nicht darum, was wir essen, sondern wie viel davon. Wie der große, alte Arzt des Mittelalters, Theophrastus Paracelsus, meinte: „Die Dosis macht das Gift". Wer den Brennwert seiner Ernährung vor Augen hat, dem fällt es auch nicht schwer, geeigneten Nahrungsersatz und -alternativen für eine energieärmere Ernährung zu finden.

Die Folge wird sein, dass Sattessen genauso möglich ist, der bisher zugeführte Energieüberschuss in der Nahrung durch ein Energiedefizit ersetzt wird und der Körper veranlasst wird, seine Reserven preiszugeben. Abnehmen ist dann nur logisch und eine Frage der Intensität und Zeit.

Ziele setzen und verwirklichen

Eckhard Schitter

Alle wesentlichen Veränderungen unseres Lebens – auch die unfreiwilligen – verlaufen entlang einer Linie, die durch mindestens drei Punkte gekennzeichnet ist: Vorstellung, Einstellung, Umstellung (aus: Eckhard Schitter: „Seminar für strategisches Denken und Handeln").

1. Wir entwickeln eine VORstellung der Veränderung – das fertige Ziel.
2. Um dieses Ziel zu erreichen ist es nötig, unsere bisherige EINstellung zu verändern um schließlich
3. zu einer UMstellung unserer Verhältnisse zu kommen – womit das Ziel erreicht wird.

Gerade in der Wirtschaftswelt, wo gewöhnlich viel mehr über Ziele und Zielerreichung als im Privatbereich geredet wird, wurden von MEGAtimer® einige sehr brauchbare Modelle für den Prozess der Zielerreichung entwickelt. Nehmen wir doch einfach eine Anleihe am klassischen Projektmanagement, um z.B. unser persönliches Ziel eines Ernährungsmanagements zu erreichen. Sie werden erfahren, wie motivierend und begeisternd es ist, Schritt für Schritt an das gewünschte Ziel heran zu gehen. In unseren Seminaren für höhere, persönliche Wirksamkeit vermitteln wir diese Methode als den Regelkreis „Von der Idee zum Erfolg".

Ziel
Was will ich?
Was will ich erreichen?

Analyse der IST-Situation
Wo stehe ich derzeit?

Verstärker und Hindernisse
Wer/was fördert/behindert mich am Weg zum Ziel?

Planung
Was ist nötig um das Ziel zu erreichen?

Entscheidung
Schaffe ich das?

Durchführung
Was ist mein erster Schritt, was die folgenden Schritte?

Kontrolle
Wie überprüfe ich mein Vorankommen?

Korrektur

1. Was will ich?

Erst wenn der Leidensdruck größer wird als die Bedenken gegenüber der Umstellung, kann Veränderung geschehen. Am Anfang einer Veränderung steht oft eine unerträgliche Situation, die den Wunsch und die Bereitschaft, Maßnahmen zu setzen, antreibt. Aber wie packt man so etwas an? Welche Schritte muss man setzen?

Manche Menschen haben jede Menge Wünsche und Vorstellungen, aber sie werden ein Leben lang nicht realisiert. Anderen wiederum scheint das Glück gerade nur so in den Schoß zu fallen, und sie schreiten von einem Erfolg zum anderen. Wo liegt der Unterschied? In einem Managementkalender steht: „Erfolg hat, wer daran arbeitet, während er auf ihn wartet." Abgesehen von der Tatsache, dass sicher da und dort auch wirklich ein Quäntchen Glück nötig ist, gibt es einen wesentlichen Unterschied. Die erste Gruppe hat nur relativ unverbindliche Wünsche, während die zweite, erfolgreichere Gruppe mit konkreten Zielen arbeitet.

Die Eigenschaften eines Ziels aber sind: Es ist
1. konkret und damit überprüfbar
2. erreichbar und
3. terminiert

Konkret und überprüfbar bedeutet, sich genau festzulegen. Das klare Gegenteil im Bereich Ernährungsmanagement lautet häufig: „Eine Bikinifigur" oder „Nicht ganz so wie Arnold Schwarzenegger". Die erfolgreichere Möglichkeit heißt „Exakter Bauchumfang in cm: 90" oder „Genaues Körpergewicht in kg: 85". Allgemeine und vage Formulierungen wie „einfach fit sein", „gesund bleiben" oder „gut aussehen" bringen selten die gewünschte Veränderung.

Erreichbar meint einfach, sein Ziel realistisch zu formulieren. Es gibt Menschen, die schon auf Grund ihrer körperlichen Disposition oder ihres Lebensalters nicht gerade zur Miss oder zum Mr. Universum geeignet sind. Es ist ohnehin gründlich zu hinterfragen, ob das die geeigneten Vorbilder sind. Die meisten dieser Traumfiguren kommen nur durch außerordentliche, langjährige Disziplin und manchmal auch durch gar nicht so gesundes Ernährungsmanagement zu Stande. Greifen Sie nicht nach den Stern(ch)en und bleiben Sie am Boden. Die Freude über ein erreichtes Ziel ist zum Weitermachen viel motivierender als ein monatelang konsequent verfolgter, aber nicht erreichter Traum.

Terminiert heißt, klare Zeitpunkte zu setzen. Diese Eigenschaft eines Ziels wird sogar in hoch bezahlten Managerkreisen gerne übersehen, denn damit geht's ans „Eingemachte". Erst ein Termin verleiht unseren Zielen eine gewisse Priorität und „fädelt" sie an den richtigen Platz in die Reihe der zu erledigenden Aktivitäten.

Auch hier ist Augenmaß angebracht. Rom wurde nicht an einem Tag erbaut, und die Auswirkung Ihres Ernährungsmanagements wird auch ein wenig Zeit brauchen. In meiner Beratertätigkeit stelle ich häufig fest, dass viele Menschen sich völlig überschätzen in dem, was sie in 3 Wochen erreichen können. Aber sie unterschätzen auch gewaltig, was sie in 3 Monaten zu Stande bringen.

Ein klares Ziel müsste also etwa lauten: „Ich werde in den nächsten 4 Wochen meine tägliche Energiezufuhr unter 1.900 kcal halten und 3 x in der Woche eine ¾ Stunde Nordic Walken (Puls 140).

2. Wo stehe ich derzeit?

Diese Frage ist nicht immer ganz leicht zu beantworten. Oft unterliegen wir in der Beurteilung unserer Situation einer gewissen natürlichen „Betriebsblindheit". Jener leicht übergewichtige Herr, der „Schokolade nur anzusehen braucht um zuzunehmen", hält vielleicht tatsächlich allen Anschlägen von Seiten Lindt, Ritter und Co. wacker stand. Aber möglicherweise übersieht er völlig, dass seine drei täglichen „Bierchen", mit denen er sich für den tapferen Kampf gegen alle Arten von Schokoladeattacken belohnt, einen erheblich höheren Energieüberschuss produzieren als eine halbe Tafel sündhaft süßer Kakaobohnenerzeugnisse.

Beim größten Teil der Leser dieses Buches ist anzunehmen, dass die Analyse der Ist-Situation entweder Übergewicht oder „Untergröße" – sprich ein Missverhältnis von Körpergröße zu Körpergewicht – ergibt. Mit Hilfe des *KiloCoach*™-Programms ist eine genaue Feststellung dieser Situation sehr leicht möglich. Und Genauigkeit ist gefragt; denn wer die „Abflugbasis" nicht exakt kennt, weiß nie genau, welche Maßnahmen zur Zielerreichung notwendig sind. Der Plan bleibt fehlerhaft und der Erfolg eher ungewiss.

3. Umstände und Personen, die förderlich oder hinderlich sind, abklären.

Ein kluger Stratege wird schon im Vorhinein die Möglichkeiten von Hindernissen und unterstützenden Umständen abwägen und sich darauf einstellen. Vorausdenken ist auch im Hinblick auf ein erfolgreiches Ernährungsmanagement sehr nützlich.

Wenn Ihr fürsorglicher Ehemann gerne eine etwas molligere Schönheit an seiner Seite hat und Ihnen noch vor dem Schlafengehen Pralinen auf das Nachtkästchen stellt, dann dürfen Sie sich von dieser Seite zumindest keine Unterstützung erwarten – ganz im Gegenteil. Andererseits kämpft natürlich auch der nach einer Adonisfigur strebende Bierbauchträger auf verlorenem Posten, wenn seine Partnerin eine Umstellung des Speiseplans auf energieärmere Kost für unzumutbare Belastung und im Übrigen für Spinnerei hält.

Viele erfolgreiche „Ernährungsmanager" geben an, dass durch ein Gespräch, das die Dringlichkeit des persönlichen Anliegens, Gewicht zu reduzieren, sehr deutlich machte, die Unterstützung des Partners dennoch gewonnen werden konnte. Und nicht selten kam es vor, dass der neue Mitstreiter dann konsequenter die neuen Ernährungsspielregeln einforderte, als man sie selber erfüllen wollte. So wurde der Partner, der noch kurz zuvor Widerstand gegen die „unsinnigen" Abnehmpläne zeigte, gerade bei „Schwächeanfällen" zum Zugpferd in Richtung Erfolg.

Selbstverständlich sind auch die Situationen, wo und wann gegessen wird, im Vorhinein zu beobachten. Häufig wird z. B. aus Gewohnheit und zur Entspannung zu Mittag gegessen. Auch das Törtchen zum Kaffee, der Griff zur Zuckerdose oder die zentimeterdicke Butterauflage auf der Frühstückssemmel sind oft mehr Reflex und Gewohnheit als echtes Ernährungsbedürfnis. Zwanzig Gramm Butter pro Tag weniger auf dem Frühstücksbrot sind in fünfundzwanzig Tagen ein halbes Kilo Fett weniger, das Ihr Köper nicht mehr anzulegen braucht. Um dieselbe Menge zu verbrennen, müssen Sie zwölf Stunden mit ca. 10 km/h laufen.

Legendär ist natürlich der viel zitierte Chipskonsum vor dem Fernsehgerät, der direkt proportional zur Spannung und Action des Films oder des Fußballspiels ansteigt. Es ist in Akustik und Optik zwar erheiternd, aber in der körperlichen Auswirkung bedauerlich, wenn das Rascheln der Packungen sowie die Knusper- und Knabbergeräusche der Zuschauer den Fernsehton überlagern; wenn Säcke von Kartoffelscheiben in den Mäulern der gestressten Zuschauer verschwinden und der dabei auf die Stirn tretende Schweiß als Zeichen dafür gewertet wird, dass Essen eben doch anstrengend und daher gewichtsreduzierend sei. So meinte einmal der Besucher eines bayerischen Biergartens: „Ja mei, jetzt ess' i scho jeden Tag soviel, dass i schwitz' und werd' allweil no dicker."

Die Identifikation jener Situationen, Gewohnheiten und Personen, die Sie hindern oder fördern, beeinflusst sehr wesentlich den nächsten Schritt zu Ihrem Erfolg:

4. Planung – oder: Was genau ist nötig?

Genaue Beobachtung führt zu unorthodoxen Lösungen: z.B. statt sich im Firmenrestaurant für eine halbe Stunde zum Mittagessen zu setzen, mit einem Spaziergang und einem Apfel dem Mittagessen aus dem Weg zu gehen oder die Chips durch Karottensticks bzw. Gurkenscheiben zu ersetzen. Der Kreativität sind nicht nur keine Grenzen gesetzt, sondern sie ist absolut notwendig.

Aber nicht nur Kreativität ist wichtig, sondern auch Systematik.
Ohne schriftliches Festlegen von
- Zielen (z.B. täglicher Kalorienverbrauch)
- Maßnahmen (z.B.: Welche Nahrungsmittel können vermieden werden?) und
- Terminen (z.B.: Wann habe ich meine ersten drei Kilos abgebaut?)
wird sich an der „Abnehmfront" nichts Wesentliches und vor allem nichts Dauerhaftes bewegen.

Häufig hört man die Aussage: „Ich plane nicht mehr, denn es kommt ohnehin anders als man denkt." Aber gerade in solchen Situationen ist ein Plan besonders wichtig. Schließlich zeigt mir eine gute Planung nicht nur das Ziel, sondern auch noch wie weit ich davon entfernt bin bzw. welchen Weg ich bereits erfolgreich zurückgelegt habe. Kein Mensch wird daran denken, bei einer Autopanne mitten auf einer Urlaubsreise die Landkarte wegzuwerfen. Gerade wenn Unvorhergesehenes eintritt, ist ja der Plan die Hilfe, um wieder auf Kurs zu kommen.

Je schwerer der zu erwartende Kampf ausfällt, desto sorgfältiger sollte die Vorbereitung sein. Ein genauer Plan hält Sie in schwierigen Phasen „bei der Stange". Die schriftliche Form macht die so wichtige Kontrolle erst möglich, und Pläne, die wir nur im Kopf haben, treten bei der nächstbesten Ablenkung oder Attacke rasch in den Hintergrund. Ein erfolgreicher Manager der 80er Jahre, Lee Iacoca, der das amerikanische Automobilimperium Chrysler aus den blutroten Zahlen in die schwarzen brachte, meinte einmal: „Wenn man gewohnt ist, seine Ziele schriftlich zu formulieren, ist man gezwungen, sich klar auszudrücken, und man kann sich und anderen nicht so leicht etwas vormachen."

Niemand gedenkt mit einem Sprung vom Erdgeschoss in die erste Etage zu gelangen. So ist auch der richtige Plan wie eine Treppe und ein Treppengeländer, die einen Schritt für Schritt nach oben – zum Ziel – führen und das Abstürzen verhindern.

5. Entscheidung – oder: Schaffe ich das?

Diese Phase Ihres Projektes ist kurz aber sehr wichtig. Nur wer überzeugt ist, handelt dauerhaft. Und wenn Sie nun mit so viel Begeisterung, Sorgfalt und Umsicht Ihr Vorhaben geplant haben, sollte Ihnen die Entscheidung leicht fallen. Schließlich gilt noch immer: „Wer nicht beginnt, hat schon verloren." Aber denken Sie daran: Es ist ein großer Unterschied zwischen „Na ja, ich probiere es einmal" und „Genau dieses Mal schaffe ich es!"

Peter Drucker, der österreichisch-amerikanische Management-Guru, meinte anlässlich eines Vortrages vor angehenden Führungskräften: „Jene Menschen sind erfolgreich, die den Graben zwischen Entscheidung und Umsetzung schmal zu halten wissen." Genau dieses Prinzip wird auch Sie das Ziel erreichen lassen.

Zu einer Entscheidung gehört die Bereitschaft, für den Erfolg zu arbeiten. Konfuzius meinte einmal zu einem Bauern, der für seine Faulheit bekannt war und sich bei ihm über die unerträgliche Hungersituation seiner Familie beschwerte: „Niemand erntet ein Reisfeld, ohne es bestellt zu haben." Den meisten Menschen kommen ja die Zweifel an ihren Zielen erst dann, wenn es mit der Umsetzung ernst wird. Erst die Bereitschaft, die „Komfortzone" zu verlassen, bringt eine Veränderung. Erfolg sprießt zumeist auf ungewohntem, neuartigem, häufig anstrengendem Terrain. Aber welche Freude, wenn man sein Ziel erreicht hat; wenn man die Früchte der Bemühung genießen kann; wenn die Anstrengung und das Durchhalten den Lohn erbringen!

6. Durchführung

Nun wird es ernst – und spannend. Immer wenn man Neuland entdeckt, kann man mit Unerwartetem rechnen. Aber das ist ja gerade das Schöne und Aufregende bei einer Expedition. An ihrem Ende wird ein Körpergewicht, ein Aussehen stehen, das Ihrem Ziel entspricht. Dass für die Gesundheit auch noch etwas abfällt, ist ein angenehmes und gerne angenommenes „Beiwerk".

Machen Sie aber aus Ihrem Start kein Kunstwerk. Manche Menschen kommen nicht zum Abheben, weil ihnen der Plan trotz wochenlanger Vorbereitung noch immer zu ungenau ist oder weil gerade nicht der richtige Zeitpunkt ist oder weil das Wetter gerade nicht passt usw. Ihre genaue Planung macht sich nun bezahlt. Schon wird der erste Schritt umgesetzt, die Ernährungsgewohnheiten werden verändert und die wesentlichen Personen informiert. Vielleicht möchten Sie aber auch ganz geheim an Ihrem Erfolg arbeiten – auch das hat seinen Reiz. Mit Hilfe des *KiloCoach*™-Programms tarieren Sie Ihre Energieaufnahme. Mittels Bewegung wird die Muskulatur entwickelt und so eine dauerhafte und höhere Verbrennung erzielt. Schon ist der erste Tag vergangen und Sie führen Ihre Aufzeichnungen, freuen sich über den ersten, erfolgreichen Schritt, den Sie getan haben.

7. Kontrolle

Die ständige Kontrolle bzw. der Abgleich Ihres Plans mit dem Ist-Zustand bestätigt Sie in Ihrem Vorankommen. Ideal sind dazu Hilfsmittel wie ein Logbuch, ein Kalender oder ein Organizer, die den Vermerk der Erfolgsschritte systematisch ermöglichen.

8. Korrektur

Es wird auch Rückschläge geben, Zeiten in denen man das Programm nicht so konsequent beobachtet, Phasen in denen das Ziel aus den Augen rückt. Ein guter Stratege rechnet damit und meint nicht blauäugig, dass alles ideal laufen würde. Gerade für das Unvorhergesehene hat er einen guten Plan entwickelt, der ihn über Abweichungen vom Soll informiert. So muss man nur ein paar Korrekturschritte veranlassen und die Richtung stimmt wieder.

Lassen Sie sich nur nicht entmutigen. Ihre Entscheidung war richtig und Ihr Plan ist gut. Es ist nur eine Frage der Zeit, dass Sie ankommen. Louis Armstrong meinte einmal: „Schwierigkeiten sind eine gute Gelegenheit zu zeigen, was man kann". Fühlen Sie sich dadurch positiv herausgefordert – der Erfolg wird Ihnen Recht geben.

Erfolgsdefinition und Erfolgskontrolle

Die vielen Berichte und verlockenden Illustriertendiäten führen zu einem erschreckenden Mangel an Überblick. Vielfach werden bestimmte Lebensmittel so dargestellt, als seien sie Schlankmacher per se, also quasi „negative Kalorien". Jedes Lebensmittel, mit Ausnahme von Wasser, führt auch Kalorien zu, und so ist es immer die Gesamtsumme, die entscheidet und die wir im Auge behalten müssen. Im Folgenden zwei Beiträge aus einem der vielen Abnehmforen im Internet, die den Mangel an Wissen über unseren Kalorienhaushalt verdeutlichen:

> *Macht Brot gleich dick???*
> *Gesendet von Cindy am 24.02.06 14:28 neu*
> ***!!!** - Habe heute, weil ich so Hunger drauf hatte, am Morgen zwei Schnitten Brot gegessen und am Mittag auch noch mal. Wollt mir eigentlich Nudeln machen, aber ich hatte soooon Hunger auf Brot. jetzt hab ich voll das schlechte Gewissen, weil ich heute so viel Brot gegessen habe.*
> *Machen 4 Schnitten sofort dick? wenn man nur die isst und sonst nix weiter?*
>
> *Wieviel Obst darf man essen?????*
> *Gesendet von Sonja am 06.02.06 18:16*
> ***:-(** Ich esse ganz normal zu Mittag, Kartoffeln usw. und sonst vielleicht eine Scheibe Brot... dazu aber bestimmt 4 Äpfel. nehme ich von 4 Äpfeln zu?*

Überblick bewahren! Nicht einzelne Lebensmittel machen dick, sondern die Summe ist es, die über unser Gewicht entscheidet!

Es geht aber um weit mehr, als den täglichen Überblick über seine Kalorienein- und ausfuhr zu behalten. Es geht schließlich um das Erreichen des Zieles: 20 kg weniger! Eine sehr übergewichtige *KiloCoach*™-Anwenderin meinte einmal auf die Frage, welche Ziele sie sich gesetzt habe: „Ich setze mir keine Ziele mehr. Das funktioniert bei mir nicht. Ich möchte nur abnehmen, und zwar so viel wie möglich!" Glücklicherweise nahm ihr das *KiloCoach*™-Programm diese Aufgabe zu einem gewissen Teil ab, indem es einen Tagesrichtwert für die Kalorienbilanz ermittelte, und indem die Frau diesen einhielt, erzielte sie ihren beeindruckenden Erfolg. Nun, diese Anwenderin hat über einen Zeitraum von 8 Monaten 25 kg abgenommen, also im Schnitt fast jede Woche ein Kilogramm. Diese Frau hatte schon unzählige Abnehmversuche, von Gruppen- bis zu teuren Einzelgesprächen und Therapien, hinter sich. Die gleiche Dame schrieb uns auch: „Das Ausfüllen des Protokolls macht mir einen Heidenspaß, das Jonglieren mit den Nahrungsmitteln ist faszinierend. Wie fange ich es an, das Bestmögliche für den Tag herauszuholen, wo kann ich tagsüber einsparen, um abends nicht hungrig zu bleiben?" Damit gab es ein tagtägliches Rätsel zu lösen und eine Herausforderung, die sie als spannend erlebte.

Abgesehen davon, dass diese Frau vermutlich sehr wohl ein Ziel vor sich hatte, sind Erfolge mit dem *KiloCoach*™-Programm also auch ohne ausgesprochene Definition eines Endzieles möglich. Wir sollten aber dabei nicht übersehen, dass uns die konkrete Auseinandersetzung mit einem Ziel sehr viel Nutzen bringen kann. Je mehr wir uns damit beschäftigen, desto realistischer und je realistischer, desto geeigneter ist es, als tägliche Richtschnur zu dienen.

Was aber ist ein realistisches Ziel, und was könnte bei einem Abnehmprojekt als Erfolg angesehen werden? Sind 2, 3 Kilos schon als Erfolg anzusehen? Und wäre es für Sie ein Erfolg, wenn Sie in 5 Wochen 10 kg abnehmen würden, in einem Jahr aber nicht nur die 10 kg wieder zugenommen hätten, sondern sogar noch 2 kg darüber hinaus? Wenn Sie sich nochmals die Verlaufskurve Ihres Gewichtes ansehen, dann merken Sie vermutlich sehr schnell, dass die Gewichtszunahme keine Frage von Tagen oder Wochen war. Wir können also nicht erwarten, eine jahrelange Fehlernährung innerhalb von zwei, drei Wochen zu korrigieren. Es fällt auch immer wieder auf, dass bei der Bemessung des Erfolges bzw. Misserfolges ungleiches Maß angelegt wird. Viele sind sehr beunruhigt wenn sie 1-2 kg zugenommen haben, etwas, das oft ganz normalen, täglichen Schwankungen entspricht, aber sie ignorieren, wenn sie 1-2 kg abgenommen haben. Lassen Sie sich von den kleinen Schwankungen nicht beirren und hüten Sie sich davor, Ihren eigenen Erfolg zu ignorieren.

Als grobe Richtlinie kann gesagt werden, dass 1 kg pro Woche die absolute Obergrenze für einen langfristigen Erfolg darstellt. Alles was schneller ist, ist vielleicht zur Entschlackung gut, aber zu denken, dass man das Gewicht halten könne, ist pure Illusion. Besser wäre, sich ein halbes Kilogramm pro Woche vorzunehmen. Hochgerechnet auf ein Jahr ergibt dies schöne 25 kg.

Genauso wichtig wie das Ziel selbst sind aber Möglichkeiten, Abweichungen vom Ziel rasch zu erkennen und dagegen zu steuern. Wenn Sie nun ein Ernährungsprotokoll führen und täglich Ihre Bilanz ziehen, erkennen Sie Abweichungen, noch bevor sie sich als Fettpölsterchen an Ihren Hüften bemerkbar machen. Unser Gewicht ist das langfristige Ergebnis unserer Kalorienbilanz. So wie tägliche Gewichtsschwankungen von 1-2 kg durchaus normal sein können, so ist auch nicht der einzelne Tageskalorienwert entscheidend, sondern der Durchschnitt über einen längeren Zeitraum. Das *KiloCoach*™-Programm errechnet Ihnen auch den Wochenschnitt, und dieser Wert ist für Sie der wichtige. Wenn Sie nun einmal einen Tag über dem Wert liegen, haben Sie noch die Möglichkeit, dies am nächsten Tag auszugleichen und damit den weiteren Aufbau von Fettpölsterchen zu verhindern.

Ein Vergleich des Ziel-Wertes mit dem Ist-Wert veranlasst Sie auch rasch, nach Ursachen zu suchen und diese zu beseitigen. Dafür sind Teilziele von unschätzbarem Wert. Teilziele haben nicht nur den Vorteil, unsere großen Vorhaben in kleine, zu bewältigende und überschaubare Stücke zu zerlegen, mit dem Arbeiten entlang von Teilzielen gewinnen wir ein Erfolgserlebnis um das andere. Und daraus gewinnen wir die Kraft, die für das Erreichen des ganzen, großen Zieles erforderlich ist. Teilziele verhindern auch, dass wir unsere kleinen Erfolge missachten. Eine Teilnehmerin, die im Jahr vor dem Start des *KiloCoach*™-Programms 8 kg zugenommen hatte, war enttäuscht, weil sie nur 2 kg im ersten Monat abnahm. Sie übersah völlig, dass hier nicht nur bereits eine Trendumkehr stattgefunden hatte, sondern sie negierte auch die 2 kg, die sie abgenommen hatte. Wenn Sie einmal ein 2 kg schweres Paket Tag und Nacht mit sich herum schleppen, dann wissen Sie, dass auch zwei Kilogramm weniger eine Erleichterung sind. Und in Fett ausgedrückt: 2 kg Fett sind 8 Viertelkilostücke Butter! Sich zwei Kilogramm Gewichtsabnahme in den nächsten vier Wochen vorzunehmen, klingt doch greifbarer und leichter als 30 kg in einem Jahr.

Hallo, ich bin gerade beim Abnehmen!

Was wir von Organizern lernen können 40

Für jeden das richtige Protokoll 46

Für jeden den geeigneten Sattmacher 51

Was esse ich konkret? 53

Vorsicht – Falle! 60

Auswärts essen 64

Ohne Bewegung bewegt sich nichts 72

Bewegung am Schreibtisch, im Auto, im Lift 74

Die richtige Frequenz 81

Was tun, wenn Bewegung beschwerlich ist? 89

Stress und Übergewicht 94

Das Geheimnis des Abnehmens ist „Dran bleiben" 99

Der Notfallkoffer 107

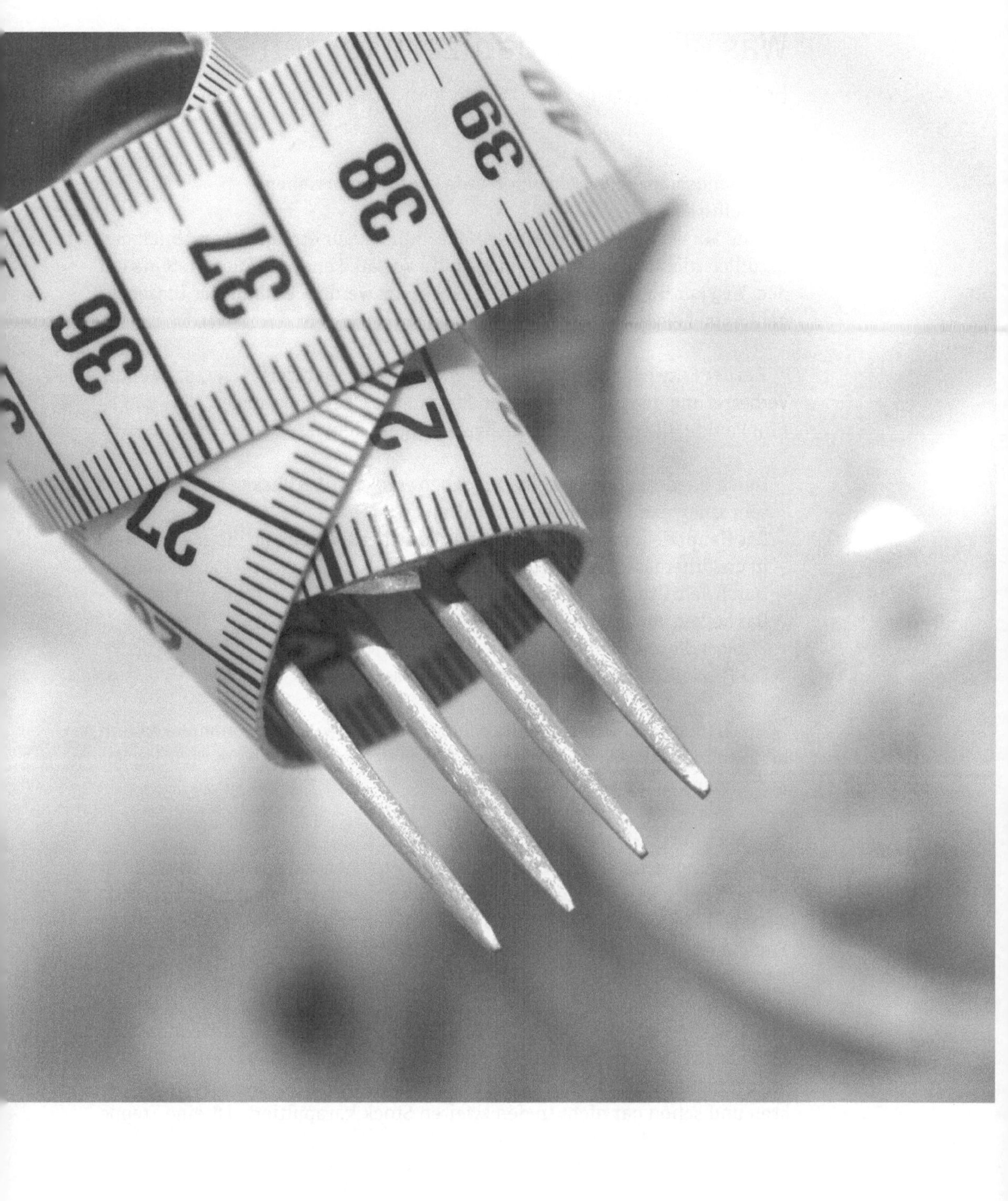

Was wir von Organizern lernen können

Eckhard Schitter

Ernährungsmanagement konkret – wie könnte es aussehen? Was sollte es leisten?

Gute Vorsätze allein nützen auch im Hinblick auf erfolgreiches Abnehmen natürlich nichts. Schließlich sind ja gute Vorsätze eher die Pflastersteine auf dem Weg zur Hölle – wenn sie nicht umgesetzt werden. Und um das Umsetzen geht es im Folgenden.

Bei der Entwicklung des MEGAtimer® – jenem Organizersystem, das auf die Verbesserung der Wirksamkeit von Führungskräften spezialisiert ist – gab es fünf Punkte, die ganz besondere Beachtung fanden:

- Durch Gliederung in einzelne Aufgaben wird ein Überblick selbst über sehr komplexe Situationen geschaffen.
- Das Hauptziel und die Teilziele eines Vorhabens bleiben im Visier – gerade in unvorhergesehenen Situationen.
- Durch Schriftlichkeit entsteht Verbindlichkeit.
- Das Setzen von Prioritäten wird erleichtert.
- Erfolgskontrolle wird möglich.
- Die Flexibilität des Anwenders wird verbessert.

Genau diese Fähigkeiten sind auch bei so einem wichtigen, komplexen und herausfordernden Projekt, wie es das Abnehmen darstellt, eine wichtige Voraussetzung für den Erfolg.

Überblick durch Gliederung in einzelne Aufgaben

Erfahrungsgemäß geht vieles leichter, wenn man eine genaue Vorstellung von dem hat, was man erreichen möchte. Da Abnehmen nur dann funktioniert, wenn die Energiebilanz ein Minus ergibt, bleibt nur der Weg, die zugeführte Energie (kcal) zu reduzieren und/oder den Verbrauch an Energie z.B. durch Bewegung zu erhöhen.

Vielleicht verfolgen Sie in diesem Sinne das Ziel, in fünf Wochen fünf Kilo abzunehmen oder einen Bauchumfang von 90 cm zu erreichen. Da sich aber normalerweise niemand mit einem Sprung vom Erdgeschoss in den ersten und schon gar nicht in den zweiten Stock katapultiert, ist eine Treppe nötig, die uns unspektakulär aber stetig, Schritt für Schritt unserem Ziel näher bringen wird. Es macht wenig Sinn, in großen strategischen Zielen zu schwelgen, ohne diese dann auch auf kleine, machbare und taktische Schritte herunter zu brechen. Wir unterteilen daher unser großes Ziel in Teileinheiten und realisieren es Stufe für Stufe. Mit dieser Methode kann man sogar – wenn es nicht Ihrem Ernährungsziel zuwider läuft – allein einen ganzen Elefanten essen. Man braucht nur jeden Tag ein Stück zu nehmen. Die Schweizer nennen das die „Emmentaler-Methode". Man bohrt so lange ein Loch in das Problem, bis es zusammenfällt.

Im Ernährungsmanagement hat es sich als Ideal erwiesen, Tagesetappen als kleinste Zieleinheit zu formulieren. Viele Menschen haben schon die begeisternde Erfahrung gemacht, dass es einfacher ist, pro Tag 500 kcal durch schlaue Ernährung weniger zu essen als am Wochenende einen ganzen Fasttag einzulegen. Da ein Weg von 1.000 Meilen bekanntlich mit dem ersten Schritt beginnt, sollten Sie sich nun zur Festlegung eines konkreten Tageszieles entscheiden. Der Entschluss ist schließlich schon der halbe Sieg. Machen Sie aber aus Ihrem Start kein Kunstwerk: So mancher findet wochen- und monatelang Ausflüchte und Gründe, warum Entscheidungen nicht sofort umgesetzt werden. Lassen Sie sich nicht in dieser Falle fangen und starten Sie entschieden und rasch!

Verbindlichkeit durch Schriftlichkeit

Es wird nicht reichen, dieses Ziel nur im Kopf zu haben. Es muss niedergeschrieben werden, Sie müssen es täglich sehen können. Etwas soll Sie laufend daran erinnern, damit Ihr großes Vorhaben Ihnen nicht aus den Augen, aus dem Sinn – und damit zum Flop gerät. Es soll Ihnen nicht so gehen wie jener Sekretärin, der sich ihr ziemlich korpulent wirkender Arbeitskollege angesichts ihrer Diätzeitung mit den Worten empfahl: „Halten Sie sich nur an meine Ratschläge. Ich bin Meister im Abnehmen. Ich mache es nun schon seit zwölf Jahren."

Ein chinesisches Sprichwort lautet: „Die schwächste Tinte ist stärker als das beste Gedächtnis". Notieren Sie daher Ihr Ziel unbedingt an einem Ort, wo sie es ständig vor Augen haben. Ein Zettel am Spiegel ist nicht schlecht, aber noch nicht professionell genug. Besser wäre da schon, falls Sie am Computer arbeiten, ein Bildschirmschoner, der Ihnen das Ziel vor Augen hält. (Für Windows-Anwender: Start / Einstellungen / Systemsteuerung / Anzeige / Bildschirmschoner / „Marquee" / Text: gewünschten Text eingeben.) Vielleicht denken Sie auch als Liebhaber des „schwarzen Goldes" bei Ihrer Suche nach idealen Plätzen an den

Boden Ihrer Kaffeetasse, als Autofahrer an die Innenseite Ihrer Windschutzscheibe oder als kommunikativer Typ an das Display Ihres Handys.

Es gibt aber noch einen besseren Platz: ihren Organizer. Hier hinein müssen Sie immer wieder schauen. Hier ist Platz für motivierende Notizen und vor allem für Ihr Abnehmziel und alle kleinen erreichten Tagesziele („nur 1 x Süßigkeit genascht", „die Hälfte der üblichen Schokoladeportion genommen", „3 Stücke Obst gegessen", „30 Minuten gut zu Fuß"). Mit dem Eintrag in Ihren Organizer erhält Ihr Abnehmziel den gebührenden Stellenwert: ein Ziel von großer Wichtigkeit. Auch das Logbuch Ihres *KiloCoach*™-Programms bietet Ihnen die Möglichkeit für solche Einträge. Es gibt aber doch einen großen Unterschied: Während die Einträge in Ihrem persönlichen *KiloCoach*™-Logbuch durchaus ausführlicher und persönlicher sein können und vor allem dazu dienen, das Programm und Ihr Befinden dabei nachvollziehen zu können, vernetzt ein Eintrag im Organizer Ihren Abnehmplan mit Ihren weiteren täglichen Aufgaben und Zielen und trägt somit zu einer Gleichberechtigung gegenüber den anderen Zielen bei.

Ziele im Visier behalten

Vielbeschäftigte haben viele Ziele. Sie alle ständig präsent zu haben, ist ein Ding der Unmöglichkeit. Jede Unterbrechung, jede leichte Stressreaktion durch Unvorhergesehenes, jedes Telefonat und jede andere Kleinigkeit kann Ihnen Ihr Ziel aus den Augen rücken. Schriftliches Festlegen und Wahrnehmen ist eine gute Hilfe dagegen.

Die Ziele müssen sichtbar sein. Jane Gettwick, jene Dame, die als erste Frau 1952 den Ärmelkanal schwimmend durchquerte, versuchte 1956 eine Distanz von 35 km schwimmend zu überwinden. Leider schlug das Unternehmen fehl. Jane hielt der Ungewissheit, wie weit die im Nebel unsichtbare Küste noch weg sei, mental nicht stand und gab auf. Dem Reporter, der sie hinsichtlich der Gründe ihres Misserfolges interviewte, sagte sie: „Sie können ziemlich sicher sein, junger Mann, dass ich die Küste erreicht hätte, wenn ich sie gesehen hätte!"

Tipp: Notieren Sie Ihr Teilziel (Kalorienreduktion, % Körperfett, cm Bauchumfang, Fettreduktion, Bewegungsprogramm usw.) schriftlich in jedem Tages- oder Wochenblatt im Kalender – am besten ein Monat im Voraus.

Bei jedem Blick in Ihren Organizer werden Sie auf diese Weise einfach erinnert, und Sie werden gegen Ablenkung und Verführung resistenter. So wird

Sie Ihr Organizer Schritt für Schritt und Stufe für Stufe voranbringen. Er ist Ihr Begleiter und Coach, der Ihnen hilft Prioritäten zu setzen und Aktivitäten zu unterlassen, die nicht Ihren Zielen dienen.

Prioritäten setzen

Es ist bekannt, dass jene Leute am ehesten in die Sauna gehen, die sich einen festen, wiederkehrenden Termin für jede Woche in ihren Organizer eintragen. Die Bereitschaft, eine bereits sichtbar festgelegte Priorität durch etwas anderes zu ersetzen, ist geringer als bei weißen Flecken im Kalender. Wenn sich das ursprüngliche Vorhaben nur im Kopf abspielt, wird es von jeder beliebigen Dringlichkeit überlagert und rückt damit aus dem Blickfeld.

Es ist zu empfehlen, sich auch einmal über die Wichtigkeit des Abnehmvorhabens einen Augenblick Gedanken zu machen. Da viele schon unzählige Abnehmversuche unternommen haben, wird oft keine Möglichkeit mehr eingeräumt, dieses Ziel als wichtig zu sehen. Schließlich führt jedes nicht erreichte Ziel zu Enttäuschung, und dies umso mehr, je sehnlicher es herbeigewünscht wurde. Es geht aber um nicht weniger als um Ihren Körper, Ihr Wohlbefinden und Ihre Gesundheit. Sie sind die Grundlage dafür, dass Sie auch alle anderen Ziele erreichen können. Wer ein Leben führt, das voll mit Stress gepackt ist im Bestreben, es sich später einmal gut gehen lassen zu können, übersieht oft, dass wertvolle Lebenszeit genau damit verpasst wird.

Der englische Staatsmann Benjamin Disraeli meinte einmal: „Ein Geheimnis des Erfolges ist die Beständigkeit des Ziels". Ein Plan, der aus dem Kopf heraus auf der Zeitleiste Ihres Lebens – Ihrem Organizer – sichtbar geworden ist, ist die beste Voraussetzung für Ihren Erfolg. Prioritäten sind aber nur die eine Seite Ihres Plans.

Erfolgskontrolle

Die andere Seite offenbart sich, wenn Sie Ihr Ziel einmal nicht schaffen sollten. Durch Ihre schriftlichen Aufzeichnungen bekommen Sie erst die Möglichkeit zur Kontrolle. Wenn es vielleicht einmal nicht so gut gelaufen ist, ist Kurskorrektur nötig. Die aber ist nur möglich, wenn man sieht, wie weit man von seinem Ziel abgewichen ist. Pläne, die wir nur im Kopf haben, sind schwer bzw. fast gar nicht zu kontrollieren.

Aber seien Sie zuversichtlich. Es wird ein unglaubliches Gefühl sein, wenn Sie Tag für Tag Ihr Ernährungsziel abhaken können. So beobachten Sie Ihr

Vorankommen, und der Erfolg wird Sie sehr motivieren. Sie werden nicht nur die Auswirkungen Ihrer körperlichen Aktivitäten verspüren (etwas Anstrengung kann herrlich sein), sondern auch den Abstieg in eine neue Kleidergröße mit Freude und Begeisterung registrieren. Genaue „Buchführung" Ihres Erfolges wird sich sicher lohnen.

Flexibilität

Durch die permanente Sichtbarkeit Ihrer Ziele erhöht sich auch Ihre Beweglichkeit. So kann Ihr Vorangehen oft genug überprüft werden; eventuelle Ausrutscher können so korrigiert werden, bevor es zu gröberem Absacken kommt, und der Erfolg ist leichter zu bewerkstelligen. Sie weichen leichter und schneller auf Alternativen aus und legen sich nicht stur auf ganz bestimmte Speisefolgen oder Nahrungsmittel fest. Trifft eine unvorhergesehene Einladung ein, die Ihren Tageskalorienplan einmal durcheinander wirft, wissen Sie genau, wie Sie dies wieder ausgleichen können. Der katastrophale Moment, in dem man denkt: „Jetzt ist es schon egal. Jetzt ist ohnehin schon alles verpasst", eine der heimtückischsten Fallen während des Abnehmens, wird damit vermieden.

Flexibilität kann auch in der Auswahl der Kontrollmethoden hilfreich sein. Oft passiert es, dass der Abbau von Körperfett gewichtsmäßig durch den Aufbau von Muskelmasse ausgeglichen wird. Eine Kontrolle Ihres Fortschritts nur über das Körpergewicht ergibt dann eine enttäuschende „Unbeweglichkeit" Ihres Waagenanzeigers – obwohl Sie auf dem richtigen Weg sind. Ein Umstieg auf die Erfolgsermittlung mittels Körperfettmessung würde aber Ihren Erfolg rasch deutlich machen. Ebenso sichtbar würde Ihr Fortschritt in der Beobachtung des Tagesprotokolls. Hier erkennt man ganz rasch, wenn die Anzahl der zugeführten Kalorien oder Gramm Fett sinken. Und wenn dies der Fall ist, dann ist es nur eine Frage der Zeit, dass auch der Zeiger der Waage nachfolgt.

Und schließlich ist Flexibilität bei der konkreten Ausführung der Aufgaben gefragt. Nur wenige sitzen ständig vor dem Computer. Die Erfahrung zeigt auch: Speisen und Getränke, die man mehr als 12 Stunden zuvor zu sich genommen hat, werden schwer erinnert. Eine andere herausfordernde Situation sind Büffets, bei denen man eine Kleinigkeit von diesem und jenem isst, wobei man sich aber dann schwerlich an alles erinnert. Ein leeres, ausgedrucktes Tagesformular in Ihrem Organizer lässt Sie still und heimlich mitnotieren. Die Integration Ihres Ernährungsplans in Ihr Organizersystem bietet Ihnen aber noch weitere Vorteile: Auf der Website von ***KiloCoach***™ gibt es eine Fülle von interessanten und motivierenden Informationen, die Sie gerne bei sich tragen werden wollen. Ob es nun Ihr Ernährungsprotokoll ist, eine spezielle Kalorientabelle oder einfach ein interessanter Artikel. Drucken Sie die Unterlagen aus und integrieren Sie sie in Ihren Organizer. So entsteht eine Schnittstelle zu Ihrem *KiloCoach*™-Programm, die zusätzliche Unterstützung im Abnehmprozess bietet.

Für jeden das richtige Protokoll

Bei dem Gedanken an ein Ernährungsprotokoll fragen sich wohl viele: „Muss das wirklich sein? Geht es nicht auch ohne?" Die Antwort darauf lautet: „Ja, es geht auch ohne Ernährungsprotokoll! Je nach Konsequenz gibt es immerhin eine 1-15 %ige Chance, dauerhaft Kilos abzunehmen!" Dies sind die ernüchternden Ergebnisse mehrerer unabhängig voneinander durchgeführten Studien.

Als sehr junge Internetplattform kann *KiloCoach*™ noch keine Langzeitergebnisse vorweisen. Die ersten Auswertungen nach 1 und 6 Monaten bzw. 1 Jahr jedoch ergab, dass der Anteil der Mitglieder, die abnahmen, innerhalb einer Woche auf 75 % anstieg und über den gesamten Beobachtungszeitraum bei 80 % blieb. Dies sind erste vorläufige Ergebnisse, die erst durch Langzeitergebnisse bestätigt werden müssen. Doch bemerkenswert ist sicherlich, dass der sonst so regelmäßig auftretende Jo-Jo-Effekt hier nicht zu bemerken ist. Die ersten Daten lassen also sehr optimistisch sein. Im Austausch mit den Anwendern wurde noch ein weiteres Phänomen beobachtet: Je länger eine Person dieses Programm anwandte, desto mehr Spaß und Kreativität kam dabei auf. Das Programm erfordert pro Tag immer weniger Aufwand, und es treten mehr und mehr der Spaß und die Spannung, vergleichbar einer Detektivarbeit, auf: Was kann ich noch machen? Wie könnte ich noch meine Tagesbilanz reduzieren. Gerade unsere langfristigen Mitglieder werden zu wahren Abnehm-Meistern, die das tägliche Ernährungsprotokoll von Tag zu Tag mehr schätzen lernen.

Studien haben gezeigt, dass der eigene Kalorienkonsum oft nur sehr unzureichend eingeschätzt werden kann, und dass die Tendenz zur Fehleinschätzung mit dem Grad des Übergewichtes ansteigt. Aber auch beim Versuch, Kalorien zu reduzieren, passieren Fehleinschätzungen. So mancher trinkt im guten Glauben an eine Kalorieneinsparung den Kaffee ohne Zucker oder mit Süßstoff. Damit werden pro Tasse etwa 10 kcal eingespart. Der Austausch einer panierten Hauptspeise mit Pommes gegen zart angebratenes Naturschnitzel mit Reis bringt dagegen gleich einen Effekt von etlichen 100 kcal! Sich mit den verschiedenen Alternativen zu beschäftigen, kann also durchaus lohnend, zeit- und auch frustsparend sein.

Immer wieder ist zu beobachten, dass Anwender eines Ernährungsprotokolls dieses auch längerfristig einsetzen wollen. Dabei geht es dann nicht mehr so sehr um eine lückenlose Erfassung der zugeführten und verbrauchten Kalorien, sie wollen immer wieder einmal einen Blick auf ihr Kalorienkonto werfen. Die häufigste zeitliche Empfehlung zur Führung eines Ernährungsprotokolls liegt bei einer Woche. Damit holt man sich aber nur einen Teil des Nutzens, der daraus gezogen werden könnte. Wenn es als Mittel zur schrittweisen Ernährungsumstellung verwendet werden soll, dann empfehle ich, das bequemste und aufschlussreichste Protokoll zu suchen und dieses über zwei Monate konsequent zu verwenden (Manche erfolgreiche „Ernährungsprotokollmarken" empfehlen 10 Wochen oder ein halbes Jahr!).

Welches Protokoll ist für wen geeignet und woran erkennt man ein gutes Ernährungsprotokoll?

Zunächst gibt es die grundsätzliche Frage zu klären: Ernährungsprotokoll auf Papier oder am Computer? Computerunterstützte Ernährungsprotokolle stellen sicher eine Vereinfachung dar, doch nicht jeder hat einen Computer zur Verfügung bzw. Computererfahrung.

Eine sehr einfache Form eines Ernährungsprotokolls ist eine Strichliste, in die für einzelne Lebensmittel oder Lebensmittelgruppen Striche für jede verzehrte Portionseinheit vermerkt werden. Dies erspart viel Such- und Rechenarbeit, bietet einen groben Überblick über die Mengen, die verzehrt werden und gibt einen recht guten Aufschluss über die Zusammensetzung der Ernährung bzw. über die Verteilung der wichtigsten Nährstoffe. Der Nachteil dieser Methode ist, dass sie die tatsächliche Kalorienbilanz nur sehr ungenau widerspiegelt und dem Anwender für das momentane Essverhalten wenig Orientierung gibt. Der Wert liegt hier also eher in einer summarischen Darstellung.

Genauere Ernährungsprotokolle auf Papier erfordern jedoch enormen Einsatz, da man selbst die entsprechenden Mengen an Kalorien erst einmal aufzufinden und dann auf die jeweils verzehrten Mengen umzurechnen hat. Dennoch sind solche Ernährungsprotokolle oft ein erster Anstoß für eine Ernährungsumstellung und deshalb immer als Möglichkeit mit in Betracht zu ziehen.

Die vielen Ernährungsdaten und das jeweilige Umrechnen auf die tatsächlich verspeisten Mengen lassen sehr rasch den Wunsch nach einem Computerprogramm aufkommen. Und es gibt bereits eine ansehnliche Anzahl davon. Doch auch Ernährungsprogramme am Computer können dem Anwender einige Rätsel aufgeben. Viele der Programme scheitern an ihrer Starrheit, indem sie z.B. nur bestimmte Einträge zulassen, die in einer fixen Datenbank hinterlegt sind. Findet man das Verzehrte nicht in der Datenbank, ist ein vollständiges Protokoll für den Tag also nicht möglich. Ein weiterer, häufiger Nachteil elektronischer Protokolle ist die Darstellung und die Zusammenfassung der erfassten Daten. Die Komplexität von Ernährungsdaten ist sicherlich eine enorme Herausforderung, doch der Laie sollte eher eine einfache, praxisrelevante Mitteilung über seine Ernährung erhalten als ernährungswissenschaftliches Detailwissen (z.B. wie viel mg Folsäure, Eisen oder Calcium zugeführt wurden). Es ist zwar aus ernährungswissenschaftlicher Sicht relevant, ob der Bedarf an Eiweiß, an Spurenelementen und Vitaminen etc. abgedeckt ist, doch ist bei einer abwechslungsreichen Ernährung kein Mangel zu befürchten, und diese Informationen sind für das Abnehmen wenig zielführend.

Im Folgenden sei der Versuch unternommen, Kriterien zu nennen, anhand derer Sie ein gut funktionierendes elektronisches Ernährungsprotokoll erkennen können. Das Kernstück eines jeden Ernährungsprotokolls ist die zugrundeliegende Datenbank, aus der Kalorien- und Fettwerte und eventuell andere Angaben entnommen werden. Wie leicht finden Sie diese Daten? Sind diese übersichtlich gegliedert? Wie viele Daten beinhaltet die Datenbank? Als Richtwert kann gesagt werden, dass weniger als 5.000 Datenbankeinträge mit ziemlicher Wahrscheinlichkeit unzureichend sind, während Datenbanken mit über 10.000 Datensätzen vermutlich viel Unwichtiges beinhalten und dies, ob auf Papier oder am Bildschirm, zum Durchmustern unnötig langer Listen führt. Ist die Datenbank auch einigermaßen international? Ein paar italienische, spanische, chinesische oder auch japanische Standardgerichte sollten sich durchaus finden lassen! Sind auch Markenprodukte in der Datenbank enthalten? Bewegungsdaten? Gibt das Programm in irgendeiner Form Anleitung zu einer effektiven Datensuche? Was ist, wenn Sie etwas in der Datenbank nicht finden? Ist die Datenbank individuell erweiterbar, d.h. können Sie selbst z.B. ein neues Fertiggericht, eine neue Kekssorte abspeichern? Bietet der Hersteller eine nachträgliche Aufnahme von Daten oder zumindest regelmäßige Updates an?

Das zweitwichtigste Kriterium ist die Eingabe der eigenen Speisen, Getränke und Aktivitäten. Welche Suchfunktionen stellt das Programm zur Verfügung? Können bereits einmal gewählte Speisen rasch wieder gefunden werden, d.h. gibt es dafür eine eigene Suchfunktion? Können bereits bestehende Einträge nachträglich korrigiert, gelöscht oder bearbeitet werden? Besonders raffinierte Programme bieten sogar die Möglichkeit, eigene Kombinationen als Menüzusammenstellungen abzuspeichern und ersparen so viel Eingabezeit.

Weitere Fragen, anhand derer die Qualität eines Programms gecheckt werden kann:

Bietet das Programm eine Darstellung des aktuellen Tagesstandes an? Bietet Ihnen das Programm eine tageweise UND abschnittweise (z.B. wochenweise) Übersicht oder nur eine davon? Erstere ist wichtig für den augenblicklichen Essplan und das Auffinden von Alternativen, letztere ist entscheidend für das Abschätzen von Tendenzen und für Prognosen. Bietet Ihnen das Programm die Möglichkeit, nach Alternativen zu suchen? Und wenn ja, ergeben die gefundenen Alternativen einen Sinn? Oder wird eine Gemüsesuppe für ein Wiener Schnitzel angeboten? Kann auch von Speisen- und Getränkeangaben in Bewegungsangaben umgerechnet werden? Achtet das Programm auf gesunde und ausgewogene Ernährung? Erfasst das Protokoll in irgendeiner Weise die Esssituation oder Essmotivation? Je mehr dieser Funktionen ein Programm erfüllt, desto mehr wird aus einem Ernährungsprotokoll ein Ernährungsmanagement.

Beispiele für Protokolle und Programme finden Sie im Quellenverzeichnis am Ende dieses Buches.

Eine sehr drastische, aber sicher auch wirksame Methode ist es, genau das was man gegessen und getrunken hat, in der gleichen Form auf einen Platz zusammenzustellen. Jede verzehrte Scheibe Brot, jedes Bonbon, jedes Getränk findet also sein Spiegelbild auf dem dafür bestimmten Platz. Dies bietet kein Maß für Kalorien, stellt aber wohl in eindrucksvollster und anschaulichster Weise die Mengen dar, die wir problemlos imstande sind zu verzehren. Unter einem Ernährungsprotokoll verstehe ich also alles was es ermöglicht, sich einen Überblick über das Gegessene und Getrunkene zu verschaffen.

Die Intention, mit der ein Ernährungsprotokoll geführt wird, kann sehr unterschiedlich sein. So gibt es Anwender mit rein kalorientechnischem Interesse. Sie denken, dass der Wahlparameter „Hunger ja/nein" bei der Essenseingabe im *KiloCoach*™-Programm automatisch angekreuzt sein soll. Es ist für Sie nicht wichtig, unter welchen Umständen Sie etwas zu sich genommen haben, wünschen sich aber Differenzierungen der Speisen wie etwa Spaghetti Carbonara mit viel/mittel/wenig Soße. Andere wiederum wünschen sogar eine genauere Unterteilung wie etwa kein Hunger/leichter Hunger/starker Hunger. Während die einen schwer abschätzen können, wie viel Gramm eine Portion wiegt und deshalb gerne eine Portionsgröße vorgegeben haben, sind andere durch vordefinierte Portionsgrößen irritiert. Es sind dies Anwender, die alles auf das Gramm genau abwiegen oder im Umgang mit Mengen sehr erfahrene Personen, wie z.B. Köche.

Und was macht man nun mit den Daten? Langsam ändern, aber bestimmt! Das Wort „nie" aus dem Programm streichen! Sagen Sie nie: „Nie mehr Süßes!" Wenn Sie gewohnt sind, 3 x am Tag Süßes zu essen, halbieren Sie zunächst die Menge entweder in der Form 3 x jeweils die Hälfte oder 1-2 x pro Tag die übliche Menge, je nachdem wie es leichter fällt. Dann legt man sich die Latte ein wenig höher und sagt: 3 x pro Woche ein schokoladefreier Tag! Solche tatsächlich eingehaltenen Vorgaben sollen in einem Kalender vermerkt werden. Wichtig ist also, sich kleine Etappenziele zu setzen und seine Veränderung auch wirklich zu registrieren.

Für jeden den geeigneten Sattmacher

Was ist das Gefühl der Sattheit? Es ist ein Gefühl des körperlichen und – oft auch damit verbunden – seelischen Wohlbefindens und der Zufriedenheit. Und auch Sattheit hat eine ganz reale, stoffliche, physiologische Basis.

Es gibt verschiedene Reize, die dem Zentralnervensystem signalisieren, dass der Organismus im Augenblick keiner Nahrung mehr bedarf. Bereits beim Essvorgang werden von Mund und Nase Geruchs-, Geschmacksempfindungen und die Reize der Kaubewegung an das Gehirn gesandt. Der Völlezustand des Magens wird mittels Dehnungsrezeptoren (an Stelle von „Rezeptoren" könnte man auch „Sensoren" sagen) an das Gehirn übermittelt. Im Magen- und Darmtrakt liegen Chemorezeptoren, die die Anwesenheit bestimmter Stoffe signalisieren und damit über die Nährstoffzufuhr Aufschluss geben. Und schließlich führen ein Anstieg des Blutzuckerspiegels (um es zu betonen: nicht ein hoher Blutzuckerspiegel, sondern das Ansteigen des Blutzuckerwertes innerhalb kurzer Zeit) und erhöhte Wärmeproduktion zur Aktivierung des Sättigungszentrums im Hypothalamus. Jedes dieser Signale ist imstande, dem Körper die ausreichende Versorgung mit Nahrung anzuzeigen.

Es hat sich bewährt, bestimmte Ernährungstypen zu unterscheiden: den „Volumen-Esser" und den „Essenzen-Esser". Der Volumen-Esser braucht in erster Linie eine ausreichend große Menge, um sich satt zu fühlen und wird auch rasch wieder hungrig. Der Essenzen-Esser kommt mit kleinen Mahlzeiten gut zurecht, und die Zusammensetzung einer Mahlzeit entscheidet stärker über Sattheit oder Hunger. Es ist ganz offensichtlich so, dass die bestimmten „Sattheitssignale" bei diesen sehr unterschiedlichen Ernährungstypen eine unterschiedliche Rolle spielen. Beim Volumen-Esser spielen offenbar die „Volumenrezeptoren" eine dominierende Rolle, während beim „Essenzen-Esser" eher die chemischen Signale stärker bestimmen. Wir tun gut daran zu erkennen, zu welchem Typus wir gehören.

Wodurch lassen sich nun praktisch die beiden Typen unterscheiden?

Sie sind vermutlich ein Volumen-Esser, wenn es für Sie wenig Unterschied macht, ob Sie Magerjoghurt oder Joghurt mit normalem Fettgehalt, das Brot mit oder ohne Butter essen. Wenn Sie aber tatsächlich einen Unterschied zwischen Magerjoghurt oder Joghurt mit normalem Fettgehalt, zwischen Brot mit oder ohne Butter bemerken, d.h. Sie bei höherem Fettgehalt länger satt bleiben, sind Sie aller Wahrscheinlichkeit nach ein Essenzen-Esser.

Es wäre vermutlich wenig zielführend, einem Volumen-Esser eine „low-carb-Diät" zu empfehlen, also eine Diät, die nicht die Fett-, sondern die Kohlenhydratzufuhr einschränkt. Bei den eher großen Nahrungsmengen würde sich dadurch kaum ein kaloriensparender Effekt ergeben. Für Volumen-Esser scheint es angebracht zu sein, reichliche Mengen, dafür aber Nahrungsmittel mit niedrigem Kaloriengehalt zu sich zu nehmen.

Ein Essenzen-Esser wird vielleicht die Erfahrung machen, dass er bei fetthaltiger Kost, insbesondere wenn es sich um hochwertige Fette handelt, länger satt ist und insgesamt dadurch weniger isst. Für ihn reicht es durchaus, statt eines Kuchens ein paar Nüsse zu knabbern. Nüsse haben zwar viel Fett, schaffen aber als Austausch für einen Kuchen ein wahres Kaloriendefizit! Sie sollten beides ausprobieren und vergleichen, womit Sie in Summe besser abschneiden!

Unabhängig davon gibt es aber Speisen, die zu klassischen Sattmachern gehören. Es sind Nahrungsmittel mit einem sehr hohen Gehalt an Ballaststoffen. Dazu gehören z.B. Vollkornbrote mit Nüssen oder anderen fetthaltigen Kernen (Sonnenblumenkerne etc.). Weißbrot ist der typischste Vertreter eines Nicht-Sattmachers und hat auch, was den übrigen Nährstoffgehalt betrifft, nicht viel zu bieten. Weißbrot besteht aus „leeren Kalorien". Es ist daher eines der wenigen Nahrungsmittel, die wir empfehlen aus dem regelmäßigen Speiseplan zu verbannen.

Sattheit ist von äußerster Wichtigkeit für die Regulierung der Nahrungsaufnahme. Ohne Sattheit können Sie Ihre Kalorienzufuhr unmöglich auf lange Sicht reduzieren. Unter welchen Umständen sich jemand satt fühlt, ist jedoch individuell sehr unterschiedlich. Es ist sicher spannend und erheiternd, dies herauszufinden!

Was esse ich konkret?

Der zu Beginn des Buches angeführten Liste an Abnehmmotiven könnte durchaus auch eine Liste an Essmotiven gegenübergestellt werden, die vermutlich noch länger ausfiele. Es ist jedenfalls sehr aufschlussreich, sich selbst einmal zu beobachten und zu fragen: Warum esse ich jetzt gerade? Was habe ich davor getan? Was habe ich gedacht und gefühlt, als ich zur Schokolade gegriffen habe? Was wäre gewesen, wenn ich das nicht getan hätte? Möglicherweise tauchen in diesem Moment unerfreuliche Gefühle auf, denn insbesondere dann, wenn das Essen einen gewissen Suchtcharakter aufweist, bedeutet es Ablenkung von anderen Problemen. Es ist aber in jedem Fall lohnend, sich diesen Schwierigkeiten einmal zu stellen. Man kann nur gewinnen, indem man den Problemen, die man mehr oder weniger unbewusst versucht mit dem Essen beiseite zu schieben, einmal ins Auge sieht. Sie werden an Stelle der Esssucht Genuss, Freude am Leben und mehr Fülle – jene die sich nicht schwerfällig, müde und zum Platzen voll anfühlt – gewinnen, und zwar von den ersten Schritten an!

Essen ist symbolisch gesehen schon das Gegenteil von Leere, und nicht selten ist das Essen ein Kampf gegen diese. Essen hat aber auch etwas mit „Bewahren" zu tun, und das nicht nur im materiellen Sinn. Renate Göckel beschreibt in ihrem Buch „Endlich frei von Esszwang" zwölf Frauen, die erfolgreich ihre Esszwänge bewältigt haben. Und allen gemeinsam war, dass sie sich ermutigt sahen, das zu machen, was sie immer wollten und wovon sie glaubten, es gelänge nicht, es dürfe nicht sein. Das Aufgeben von Sicherheit zugunsten einer Freiheit war das Schlüsselerlebnis zur Fülle und damit zum sehr willkommenen Loslassen des Esszwanges.

Ob mit oder ohne Esszwang: Jeder der abnehmen will, steht vor der Frage – und das mehrmals am Tag: Was esse ich jetzt? Deshalb sind auch Diätpläne immer noch willkommen, auch wenn sie binnen kürzester Zeit wieder über Bord geworfen werden. Ich möchte Ihnen keinen Diätplan mitgeben, wohl aber ein paar Regeln, die Ihnen helfen sollen, mehr als eine Möglichkeit zu sehen und sich im gegebenen Fall für die bessere Variante zu entscheiden. Zunächst aber noch ein paar grundsätzliche Stellungnahmen zu den verwirrend widersprüchlichen Abnehmkonzepten.

Die einen sagen: Man muss sich einmal bewusst machen, was man isst. Die anderen behaupten: Nur nicht Kalorien zählen! Meine eigene persönliche und seit Bestehen der Internetplattform *KiloCoach*™ vielfach bestätigte Erfahrung ist: Sich bewusst zu machen, was man isst, verändert schon viel. Ich behaupte: Jeder, auch der, der über zehn Sparbücher und hier und da noch über einen Kredit oder ein Anlageprojekt verfügt, hat einen zehn Mal besseren Überblick über seine Finanzen als über seine zugeführten und verbrauchten Kalorien. Große Irrtümer erwachsen z.B. aus der Halbtaktik, nur auf die Verpackung zu schauen und ein Produkt alleine auf Grund seines Kaloriengehaltes zu bewerten. Es nützt nichts, ein „Halbfettprodukt" zu wählen, sich in Sicherheit zu wiegen und davon aber eine Unmenge zu verzehren. Und es sei noch einmal gesagt: Es gibt keine Produkte, die per se schlank machen. Alle führen Kalorien zu, und es kommt darauf an, dass die Gesamtbilanz passt. Wie im Kapitel „Sattmacher" beschrieben, kann es mitunter sogar eine Kalorieneinsparung bedeuten, das fettreichere Produkt zu wählen, wenn man damit tatsächlich länger satt ist. Und man sollte bei alledem nicht die anderen Stoffe vergessen: Vitamine, Spurenelemente, hochwertiges Eiweiß, hochwertige Fettsäuren, Geschmacksstoffe. Sie sind nicht nur gesund, sie alle tragen ebenfalls zum Gefühl des Sattseins und der Befriedigung bei.

Low-Carb oder Low-Fat? Gute und böse Kohlenhydrate?

Die größte Diskrepanz unter den Abnehmkonzepten hat sich sicherlich aufgetan, als nach einer fast jahrzehntelangen Epoche, in der vor allem das Fett als Dickmacher beschuldigt wurde, plötzlich Fett wieder erlaubt war, statt dessen die Kohlenhydrate reduziert wurden.

Es gibt mehrere gute Gründe, mit der Kalorieneinsparung beim Fett zu beginnen. 1 g Fett hat 9 kcal, 1 g Kohlenhydrate nur rund 4 kcal. Es ist daher schon allein aus kalkulatorischen Gründen effektiver, beim Fett zu sparen. Zudem sind tatsächlich viele Fette nicht eben gesundheitsförderlich: so besteht z.B. tierisches Fett zum größten Teil aus vollständig gesättigten Fettsäuren. Doch schon beim Fisch ändert sich die Situation: Fettreiche Fische (wenn sie nicht aus Aquakultur stammen) haben viele Omega-3-Fettsäuren – hochwertige ungesättigte Fettsäuren. Während gesättigte Fettsäuren einen sehr negativen Einfluss auf die Blutfette und das Cholesterin haben, senken ungesättigte Fettsäuren sogar die Blutfette. Auch pflanzliche Öle enthalten ungesättigte Fettsäuren und sind daher positiv zu bewerten. Unser Körper braucht die Fette zum Aufbau von Zellmembranen, zur Synthese von Hormonen, zur Entwicklung des Gehirns, auch als Baukörper (Denken Sie nur an das Fett an der Ferse. Ohne dieses Polster würden wir uns sehr wund laufen.) und als Energiespeicher nicht nur für Hungerzeiten, sondern auch, um einen

Tag über die Schwankungen der Energieversorgung ausgleichen zu können. Weiterhin ist Fett für die Aufnahme von fettlöslichen Vitaminen unbedingt erforderlich. Es sind dies die Vitamine A, D, E und K. Was passiert, wenn diese Aufnahme gestört ist, wird bei Patienten ohne Bauchspeicheldrüse, die die in der Nahrung enthaltenen Fette nicht mehr aufspalten und aufnehmen können, offenkundig. Diese Patienten haben ohne entsprechende Behandlung schwere Vitaminmangelerscheinungen.

Als Richtwert für eine Ernährung zum Abnehmen werden 40 g Fett/Tag angesehen. Wenn man einmal Protokoll führt, wird man feststellen, dass diese 40 g sehr, sehr schnell erreicht sind. Mit einer Diät eine Situation herbeizuführen, in der Sie also so wenig Fett zu sich nehmen, dass die oben erwähnten Mangelerscheinungen auftreten, ist also schwer. Und neueste Studien haben gezeigt, dass eine sehr fettarme Diät die Blutfette nicht senkt, sondern sogar etwas steigert. Daher ist eine sehr strenge Fettreduktion nicht empfehlenswert. Fettreicher Fisch wie Lachs und Thunfisch, Leinsamen, Olivenöl und Nüsse sollten zu den regelmäßig verspeisten Lebensmitteln gehören. Schaffen Sie in diesem Fall die Kalorieneinsparung durch Einsparung bei der Beilage: nicht in Fett gebackene Pommes, sondern Salzkartoffeln in Kräutern oder Gemüse sind eine ideale Ergänzung, wenn nicht sogar der Hauptspieler am Teller. Wenn Sie also die 40 g Fett pro Tag nicht einhalten können, machen Sie sich keine Gedanken darüber, insbesondere wenn Ihre Gesamtbilanz stimmt, und schon gar nicht, wenn es sich um wertvolle Fette handelt. Das ***KiloCoach***™-Programm ist übrigens auch so angelegt, dass Sie erkennen können, ob Ihre Fettzufuhr vor allem auf versteckten Fetten beruht oder ob es sich um „echte", „deklarierte" Fette handelt.

Der Prototyp der Low-Carb-Diät ist die Atkins-Diät. Sie hat in Amerika so viele Anhänger gefunden, dass es sich offensichtlich lohnt, auf die Warenbzw. Firmenschilder „We mind carbs!" oder „Carbminder" zu schreiben. Das Prinzip dieser Diäten ist, die Kohlenhydrate, also Getreide und Zucker bzw. kohlenhydratreiches Gemüse (Kartoffeln) stark zu reduzieren. Dafür wird viel Fleisch (Protein) gegessen und nicht auf das Fett geachtet. Zum Riesensteak gibt es also nicht Karoffeln, Reis oder Pommes, sondern Gemüse oder Salat. Diese Ernährung birgt die Gefahr einer Nierenbelastung durch zu viele Proteine und schlägt alle Warnungen über die schädlichen Wirkungen von Fetten trotz besseren Wissens aus dem Wind. Und egal wie – ob durch Fett oder Kohlenhydrate oder durch Fleisch – ein Zuviel an Kalorien macht dick. Bis dato wurde jedenfalls kein durchschlagender Erfolg für die Low-Carb-Diäten verbucht. Schließlich wurde auch ihnen eine sehr negative Wirkung auf die Blutfette zugeschrieben. Fazit: Jedes Extrem hat seine negativen Auswirkungen. Das Beste ist immer noch, sich ausgewogen zu ernähren und insgesamt seine Kalorien zu reduzieren.

Ein Spezialfall ist die Montignac-Methode. Sie unterscheidet zwischen Kohlenhydraten, die stark blutzuckersteigernd wirken und solchen, die nur einen geringen Blutzuckeranstieg hervorrufen. Als Maß für die Schnelligkeit des Blutzuckeranstiegs wurde der glykämische Index herangezogen. Ein rascher Blutzuckeranstieg führt zu einer starken Insulinausschüttung und damit zu einem raschen Glucoseabbau im Blut (= Aufnahme in den Körperzellen). Je mehr Insulin im Blut zirkuliert, desto rascher wird auch die Glucose abgebaut, und die Schnelligkeit des Blutzuckerabfalls ist ein wichtiger Auslöser des Hungerreizes. Das erklärt das bekannte Phänomen, dass man nach einer sehr kohlenhydratreichen Mahlzeit (z.B. Frühstück mit viel Brot und Müsli) ein bis zwei Stunden später plötzlich Heißhunger verspürt. Indem nun die Ernährung vor allem auf langsam resorbierbare Kohlenhydrate („gute" Kohlenhydrate, um diesen sehr wertenden und auch etwas verschleiernden Begriff zu verwenden, also Kohlenhydrate mit niedrigem glykämischen Index) umgestellt wird, sollen Insulinspitzen und damit Heißhungerattacken vermieden werden.

Das Konzept versucht aber noch, sich eine andere Eigenschaft des Insulins zu Nutze zu machen. Insulin dient nicht nur zur Glucoseaufnahme in die Zellen, es ist auch notwendig, um Fette in die Zellen einzuschleusen. Je höher die Insulinwerte, desto mehr Tendenz besteht, zugeführte Energie in Form von Fetten zu speichern, und unterhalb eines bestimmten Insulinwertes ist die „Lipogenese" (= der Fettaufbau) nicht möglich. Die Kohlenhydrate werden deshalb auch als das „Trojanische Pferd" der Fette bezeichnet. Es ist jedoch illusorisch, ständig unter jenen Insulinspiegeln zu bleiben, die eine Fetteinschleusung in die Zellen unmöglich machen, wie dies Montignac postuliert. Dieser Wert liegt im Bereich des Nüchtern-Insulin-Wertes und wird vermutlich zwangsläufig mit jeder Mahlzeit überschritten. Des Weiteren ist dieser angegebene Schwellenwert nicht verlässlich dokumentiert. Ausserdem stellt sich die Frage ob nicht die Glucoseaufnahme, die durch Insulin ermöglicht wird, nicht ein absolut notwendiger Vorgang ist, insbesondere bei körperlicher Tätigkeit. Wie weit ist es also sinnvoll, die Insulinausschüttung zu unterdrücken?

Da aber Kohlenhydrate mit niedrigem glykämischen Index vor allem Vollwertprodukte und Gemüse sind, bringt diese Methode automatisch eine Empfehlung zu vollwertiger und ballaststoffreicher Ernährung mit sich bei weitgehendem Verzicht auf „leere Kalorien" wie Weißmehl und Zucker. Auch hier ist aber zu sagen, dass bei Überschreiten des eigenen Kalorienbedarfs auch die „guten" Kohlenhydrate dick machen, und es hat sich herausgestellt, dass der glykämische Index von sehr vielen Faktoren, auch von der Zubereitungsart und den gemeinsam verspeisten Lebensmitteln abhängt, sodass dieser sehr schwer korrekt berechnet werden kann und nur annähernde Orientierungswerte gegeben werden können.

In Summe sollten Sie nur wenige Dinge meiden:
- *Tierische Fette*
- *Zucker (Achtung! Nicht nur Mehlspeisen – auch Limonaden enthalten eine Menge Zucker)*
- *Weißmehl*
- *Alkohol*

Dies sind die „leeren Kalorien" und gleichzeitig jene Lebensmittel, die im heutigen Ausmaß verzehrt vielerlei gesundheitsschädigende Wirkungen haben. Alles andere genießen sie in einem guten Mischverhältnis! Und noch eines ist wichtig: Diese Regeln sollten nicht als Verbote verstanden werden! Gelegentlich ein gutes Baguette zu essen, dagegen ist überhaupt nichts einzuwenden. Zu viel ist es, wenn Sie jeden Tag zum Frühstück ein bis zwei Semmeln zu verzehren. Ein Big Mac oder eine Portion Pommes pro Monat stellen kein Problem dar, drei mal pro Woche jedoch sehr wohl!

Konkret umgesetzt können Sie sich also bei der Auswahl im Supermarkt oder in der Küche fragen:

Kann ich etwas anderes als Zucker nehmen? Muss überhaupt gesüßt werden? Ein Fruchtsalat oder eine Bananenmilch z.B. entfalten den Eigengeschmack der Früchte wesentlich besser ohne Zucker. Andernfalls sind es qualitativ minderwertige Früchte. Zucker ist überhaupt ein Pflaster, mit dem alles Geschmacklose überdeckt werden kann.

Kann ich weißes Mehl austauschen? Es gibt nur wenige Gerichte, die wirklich Weißmehl verlangen. In Brot, Gebäck, Mehlspeisen und Nudeln ist der Vollkornanteil fast immer ein Gewinn an Geschmack und Nahrhaftigkeit.

Kann ich tierisches Fett durch ein anderes ersetzen? Braucht es überhaupt Fett? Gönnen Sie sich hin und wieder ein Butterbrot, aber versuchen Sie auch, den Geschmack des Brotes selbst zu erkunden. Das geht am besten ohne Butter. Oliven- oder Nussöl sind auch hervorragend zum Braten geeignet!

Was können Sie tun, ...
wenn Sie zum Achterl Rotwein greifen wollen?
wenn Sie zum Braten greifen wollen, zur gebackenen Hühnerkeule oder zur Stelze?
wenn Sie zum Bier greifen wollen?
wenn Sie zur Schlagsahne/Schlagobers greifen wollen?
wenn Sie zu Kartoffelchips greifen wollen?
wenn Sie zum Cola greifen wollen?
wenn Sie zum Würstelstand gehen wollen?
wenn Sie zur Leberkäsesemmel greifen wollen?
wenn Sie zur Schokolade greifen wollen?
wenn Sie zu McDonalds gehen wollen?

Vielleicht überlegen Sie jetzt, was Sie zu diesen recht nährwertarmen Kalorienbomben greifen lässt und wie Sie dem begegnen können. Oder vielleicht haben Sie das nächste Mal, wenn Sie vor dem Würstelstand stehen, Lust darauf, sich des nachfolgenden wissenschaftlich-prozesshaft entwickelten Entscheidungsdiagramms zu bedienen?

Vom Gusto zur Entscheidung

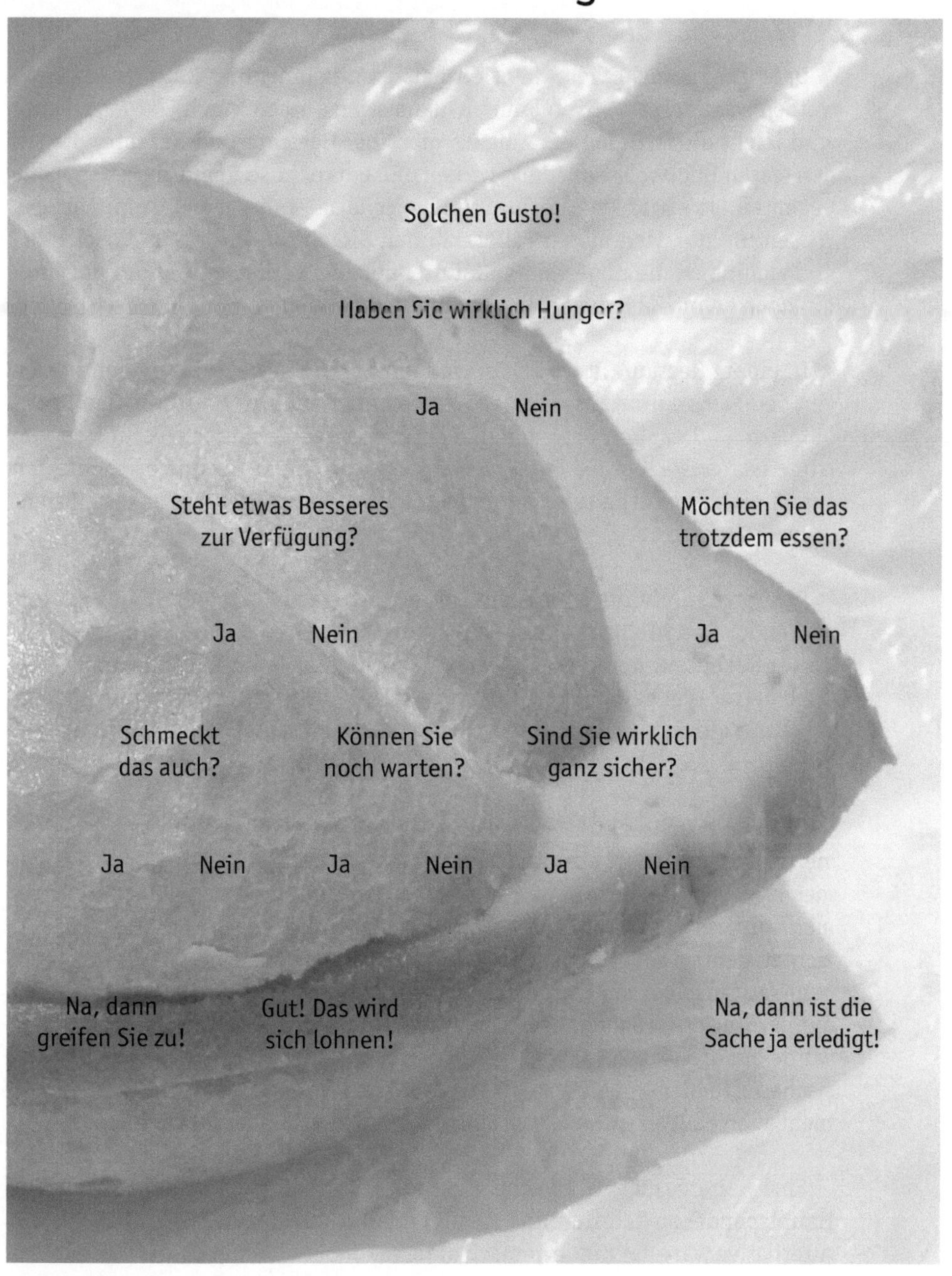

Vorsicht – Falle!

Dass ein Tiramisu viele Kalorien hat, ist bekannt, und Kalorienbewusste werden es aus diesem Grund nur ausnahmsweise essen. Auch Fettgebackenes wird leicht als fettreich erkannt. Es gibt aber Gerichte und Rezepte, die auf den ersten Blick sehr einladend wirken und gar nicht so üppig aussehen, ja im Gegenteil: so etwas wie „leicht und kalorienarm" annehmen lassen. Mit dem Wissen um die wichtigsten Fallen können Sie ein Rezept rasch einschätzen und zumindest die ungewollten Kalorienbomben vermeiden. Es gibt ja ohnehin noch genug, von der Sorte, die wir nicht vermeiden wollen!

In einem Restaurant wird man vielfach durch die wohlklingenden Namen von dem, was dahinter steckt, abgelenkt. Aber auch zu Hause, in den Kochbüchern und täglich erscheinenden Illustrierten, wimmelt es nur so von trügerischen Rezepten. Eines der eindrucksvollsten Beispiele möchte ich Ihnen nicht vorenthalten. Es handelt sich um eine scheinbar sehr kalorienarme Erdbeertorte.

Die Torte erscheint ohne Sahne, Schoko-, Mandelbelag oder ähnlich fett wirkender Beschichtung. Auch die Zutaten verleiten dazu, an ein kalorienarmes Rezept zu denken: Joghurt, Magertopfen, lediglich Erdbeeren! Kritisch betrachtet zeigt sich jedoch: Diese Torte überbietet sogar eine Sachertorte an Kalorien, und der Magertopfen macht diese Rezeptur wahrlich nicht mehr „nicht-fett"!

Ein ausgewachsenes Stück dieser Torte, so wie es die Großmutter noch servierte, hat exakte 999 kcal! Und selbst ein kleineres Stück (110 g) hat noch immer 497 kcal! Selbst dafür müssen Sie noch eine Stunde kräftig Rad fahren oder mehr als zwei Stunden Foxtrott tanzen! Wer aber dafür auf andere Bomben verzichtet, dem sei es vergönnt. Besser nur einen Happen davon – oder erfinderisch beim Austauschen von Ingredienzien vorgehen. Die Kalorien-Hauptdarsteller in diesem Stück sind Schokolade, Eier, Butter und Sahne. Das Weglassen der Sahne würde ein großes 220 g Stück auf 850 kcal herunterdrücken. Fazit: Eine klassische Torte bleibt eben Torte! Man kann hier nicht allzu viel weglassen, ohne nicht auch das Wesentliche, das Süße, Üppige und Cremige zu verlieren.

Eine weitere, nicht als solche erkannte Kalorienbombe ist der Punsch. Die Hauptspender an Kalorien sind hier der Alkohol und der viele Zucker. Die beste Alternative wäre der Kinderpunsch ohne Alkohol und ohne Zusatz von Zucker,

Erdbeertorte

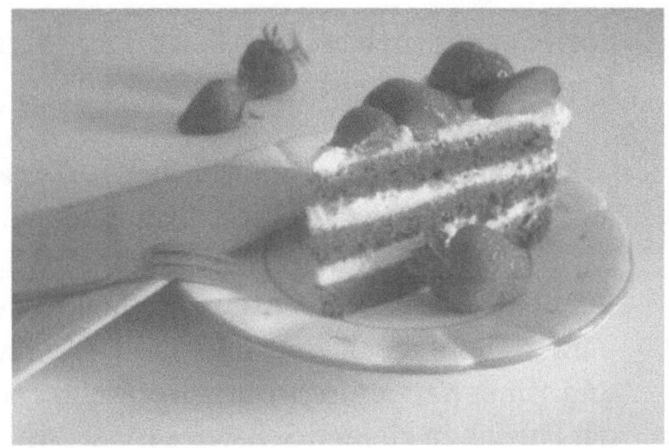

Zutaten (für 12 große Stücke):
Torte:
150g Edelbitterschokolade
150g Butter
150g Staubzucker
1 Pkg. Vanillezucker
6 Eier
1 EL Kristallzucker
1/8l Milch
200g Weizenmehl
20g Kakaopulver
1 KL Backpulver
1/8l kochendes Wasser
Creme:
2 Becher Erdbeerjoghurt
250g Magertopfen
1/4l Sahne
50g Staubzucker
2 EL Rum
8 kl. Blatt Gelatine
Belag:
250-300g Erdbeeren

Zubereitungszeit:
Torte:
20 Minuten + 50 Minuten Backzeit
Creme:
10 Minuten
Torte füllen:
20 Minuten + 2h kühl stehen

Nährwertangaben:
pro 100g:
452kcal / 13,5g Fett
pro Portion (á 220g):
999kcal / 29,8g Fett

Zubereitung:
Torte: *Schokolade in eine Schale legen, mit kochendem Wasser übergießen und nicht umrühren! Eiklar mit 1 EL Kristallzucker zu Schnee schlagen. Die Dotter mit Zucker, Vanillezucker und Butter cremig rühren. Wasser von der Schokolade abgießen und die weiche Schokolade unter die Dottermasse mengen. Mehl, Kakao und Backpulver mischen, mit Milch zur Dottermasse mischen. Zuletzt den Eischnee unterrühren. Die Tortenmasse in eine befettete und bemehlte Tortenform geben, im vorgeheizten Backrohr 50 Min. bei 160° backen. Die gut ausgekühlte Torte zweimal durchschneiden.*
Creme: *Gelatine in kaltem Wasser einweichen. Topfen, Fruchtjoghurt und Zucker gut verrühren. Sahne steif schlagen. Die eingeweichte Gelatine in Rum kurz aufheizen, unter die Topfen-Joghurtmasse mengen, Sahne unterziehen.*
Torte füllen und belegen: *Den obersten Teil der Torte in die Tortenform zurücklegen, mit einem Drittel der Creme bestreichen, die mittlere Tortenschicht darauf legen, mit einem weiterem Drittel der Creme bestreichen, das unterste Tortenstück mit der glatten Seite oben drauf legen, gleichmäßig flach drücken. Mindestens zwei Stunden im Kühlschrank erstarren lassen. Das letzte Drittel der Creme auf der Torte und am Tortenrand verstreichen, mit Erdbeeren belegen.*
Quelle: ***Kilo****Coach™-Rezeptarchiv*

doch wer auf ein bisschen „Geist" nicht verzichten möchte, der möge unseren Mandel-Traubenpunsch versuchen.

Ein übliches Häferl Punsch hat 370 kcal, ist klebrig süß und verursacht nicht selten Kopfschmerzen. Grund genug, um uns auf die Suche nach Alternativen zu machen. Wir verköstigten einige vielversprechende Variationen. Der hier vorgestellte Punsch hat nicht nur etwa die Hälfte der Kalorien, er ist umwerfend einfach zu machen und riss die Tester wegen seiner Fruchtigkeit und seines harmonisch-würzigen Aromas zu Begeisterungsstürmen hin. Wenn der Punsch in kleinen Schalen serviert wird, gelingt der Wandel vom Deftigen zum Feinen auch optisch und verringert die Kalorienanzahl nochmals auf 80 kcal (für 100 ml)! Mit entsprechendem Dekor könnte er damit sogar als Appetizer für ein Festmahl herhalten!

Vorsicht ist schließlich bei den vielen kleinen Häppchen am Büffet angebracht. 4 bis 6 kleine Brötchen sind leicht gegessen und der Kalorienwert hat es meist in sich. Der Grund sind fettreiche Wurst, Käse, Mayonnaise und anderes mehr. Die große Vielfalt am Büffet verleitet auch dazu, mehr zu essen, als man üblicherweise tun würde. Ein paar Brötchen, ein gebackenes Hühnerkeulchen, eine kleine Portion Pasta und dann noch ein wenig süßes Gebäck, dazu ein paar Gläschen Alkohol, damit sind ohne Schwierigkeiten 1.000 kcal erreicht! Bei Wurst- und Käsesorten gibt es überdies sehr große Unterschiede an Fett- und Kaloriengehalt, sodass man hier um ein bisschen Hintergrundwissen nicht herum kommt, wenn man auf seine Linie achten möchte.

Kurz gesagt sind aber Sahne, Schokolade, Rahm, Mayonnaise, Butter, Alkohol und Zucker die Ingredienzien, die eine Speise „fett machen", ohne dass man ihr das „Fett" ansehen muss. Ein Gericht kurz daraufhin abzuchecken, bewahrt Sie vor den größten Fallen.

Mandel-Traubenpunsch

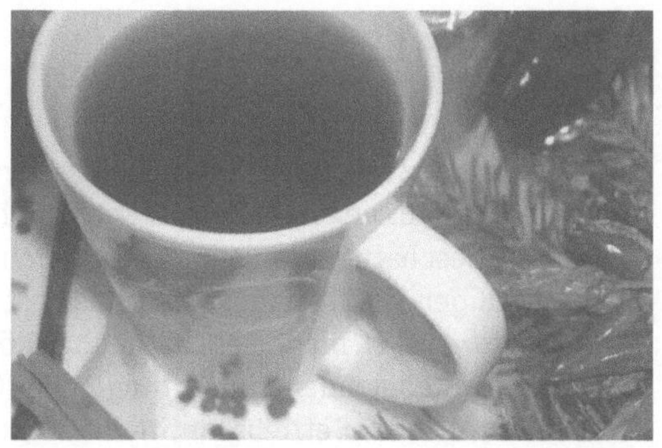

Zutaten (für 6 Personen):
1 Liter roter Traubensaft
Saft von 2 großen Orangen
2 Stück Zimtrinde
10 Gewürznelken
1/3 Vanilleschote
10 Stück Zitronengras
4 Gläschen (80ml)
Amaretto - Mandellikör

Zubereitungszeit:
10 Minuten

Nährwertangaben:
pro Portion (230ml):
191 kcal, 0.8g Fett
pro 100g:
83 kcal, 0.4g Fett

Zubereitung:
Den Traubensaft mit dem Saft der Orangen und den Gewürzen erhitzen bis knapp vor dem Aufkochen. Kurz ziehen lassen. Dies ist die Basis, die auf passende Süße und ihr Aroma hin abgeschmeckt werden sollte und durchaus schon am Vortag zubereitet werden kann. Punschhäferl oder auch kleine Schalen vorwärmen, den Mandellikör dem fast kochend heißen Punsch beigeben und einschenken.

Quelle: ***Kilo****Coach™-Rezeptarchiv*

Auswärts essen

Auswärts essen kann das schnelle Essen nebenan bedeuten, es kann der geplante und heiß ersehnte Restaurantbesuch sein, es kann das zur Routine gewordene Geschäftsessen meinen, aber auch ein Essen, das man während eines unfreiwilligen Krankenhausaufenthaltes serviert bekommt. Klar ist, dass wir uns heute vielfach nicht mehr aussuchen können, wo wir essen. Dies zeigt sich an stark zunehmenden Einrichtungen der Gemeinschaftsverpflegung, so der Fachausdruck für Betriebskantinen und den Verköstigungseinrichtungen in Schulen, Heimen und anderen Institutionen. Etwa 5 Millionen Beschäftige in Deutschland und etwa 1,5 Millionen Beschäftige in Österreich werden täglich in einer betrieblichen Einrichtung mit ihrer Hauptmahlzeit versorgt. Dies macht den Großteil der außer Haus verzehrten Mahlzeiten aus. Erst danach kommt die Versorgung in Gaststätten und Restaurants. Ein Rest von etwa 25 % verteilt sich auf Heime, Anstalten und Ausbildungsstätten. Die Angaben variieren zwar stark, doch insgesamt dürften rund 30 % der österreichischen Bevölkerung regelmäßig Mahlzeiten außer Haus zu sich nehmen.

Dabei gibt es klassische „Imageprofile". Gaststätten und Restaurants haben oder bemühen sich zumindest um das Image einer guten Küche, während dies bei Großküchen von Betrieben und Anstalten oft vermisst wird. Während die Gaststätten und Restaurants als die Orte des „gehobenen, außergewöhnlichen Essens" angesehen werden, gelten Betriebskantinen und Ähnliches noch immer als Paradebeispiel für „gewöhnliches, alltägliches" Essen. Doch hier wie dort gibt es ein enorm breites Spektrum an Qualität. Sie reicht von tatsächlich minderwertiger Kost bis hin zum Großküchenangebot, dass sich mit der Qualität gehobener Restaurants durchaus messen kann. Bemerkenswert ist auch der Bericht Georg Frischs über die Versorgung in der Gemeinschaftsverpflegung. Darin kommt er zum Schluss, dass die Ernährungsempfehlungen des D-A-CH-Verbandes (Gesellschaften für Ernährung in Deutschland (D), Österreich (A) und der Schweiz (CH)) in der Gemeinschaftsverpflegung nicht erreicht werden können. Ob dies daran liegt, dass die Betreiber von Kantinen sich besonders zu einem konventionellen Speisenangebot verpflichtet fühlen? Sicherlich ist es ein Hinweis darauf, dass in der Gemeinschaftsverpflegung noch neue Wege einer Verbesserung gesucht werden müssen. Die tatsächlich nachweisbare oder behauptete mangelnde Qualität wird von Herstellern diverser Nahrungsergänzungsmittel jedoch ausgiebig dazu verwendet, ihre Präparate anzupreisen. Wenn wir also bei den täglichen Hauptmahlzeiten nicht ausreichend mit den notwendigen Nährstoffen versorgt werden können, sollten wir doch noch Präparat X und Y zu uns nehmen. So lautet die Schlussfolgerung, anstatt eine gesunde Verköstigung einzufordern.

Ein wesentlicher Grund, warum immer häufiger außer Haus gegessen wird, ist die Änderung der klassischen Familienstruktur – sei es durch den Anstieg der Singlehaushalte und Kleinfamilien oder durch berufs- bzw. schulbedingte Abwesenheit von Familienmitgliedern. Kochen für die Familie verliert zunehmend an Bedeutung. Häufig sind die dafür notwendigen Kenntnisse und Fertigkeiten gar nicht mehr vorhanden. In vielen kleinen Haushalten fehlen aus organisatorischen Gründen die Zutaten. Kochen für sich allein ist nicht nur emotionell schlecht besetzt, es ist tatsächlich auch zeitlich und wirtschaftlich aufwändig. Essen außer Haus bietet für diese Menschen viel mehr Möglichkeiten, Speisen nach Lust und Geschmack auszuwählen.

Der Charakter des Essens

Essen vollzieht sich mehr und mehr als „Begleit-" oder gar „Hintergrundtätigkeit". Das hat vielerlei Gründe. Nine-to-five Jobs werden seltener, unregelmäßige Arbeitszeiten und ein Zeitplan, in dem selten drei Mahlzeiten pro Tag wirklich eingeplant werden können, bestimmen die Arbeitswelt und unser Essverhalten ebenso wie die Veränderung in der Familienstruktur. Geschäftsessen und der Restaurantbesuch mit Freunden/Familie ersetzen die Mahlzeiten am Familientisch. Diese Gegebenheiten haben positive Aspekte, aber sie bergen auch Gefahren.

So ist es beim Essen zwischendurch schwierig, die richtige Dosis zu finden. Häppchenesser „erledigen" die Nahrungsaufnahme häufig nebenbei. Selten wird bewusst und mit Genuss gegessen. Hunger und Sättigungsgefühl werden dabei wenig Beachtung geschenkt. Da kann es sehr leicht passieren, dass man in Summe mehr isst als z.B. bei einer ganzen Menüfolge, sich aber dennoch kein Gefühl von Sättigung einstellt. Andererseits bieten kleine Mahlzeiten zwischendurch auch die Möglichkeit, bewusst Abwechslung in den Speiseplan zu bringen (z.B. mit Obst und Gemüse der Saison) und die Mengen selbst zu bestimmen. Marianne, ein *KiloCoach*™-Mitglied, hat die Veränderung so zusammengefasst: „Ich wollte von dem schweren und vielen Essen mit regelmäßig drei Gängen zu Hause weg kommen und habe mir gedacht, mich mit den kleineren Happen außer Haus besser zu ernähren. Ich habe zwar mengenmäßig weniger gegessen, aber ich bin bei Burgern, Pommes und anderen Snacks gelandet und habe mich immer gewundert, warum ich nicht abnehme!"

In manchen Haushalten sind außer Kaffee, ein paar Getränken und Naschereien nur fragmentarische Lebensmittelansammlungen anzutreffen, über deren weiteres Schicksal die zufällige Verwertbarkeit entscheidet. Eine Grundausstattung an Lebensmitteln, die jederzeit die Zusammenstellung eines Menüs ermöglichen würde, sucht man jedenfalls vergeblich. Dies ist aber nicht unbedingt Zeichen schlechter Esskultur. Nur das zu kaufen, was gerade wirklich benötigt wird, hat sicher qualitative Vorteile. Und auswärts zu essen bietet eine Möglichkeit, jederzeit vielseitig zu essen. Umgekehrt kann man aber bei der Außer-Haus-Verpflegung auf die Zusammensetzung der Speisen nur begrenzt Einfluss nehmen. Für diejenigen, die selbst nicht kochen und auch nicht über Zutaten und Rezepturen bestimmter Gerichte Bescheid wissen, kann es mitunter schwierig sein, aus dem Angebot die richtige Wahl für eine gesunde Speise zu treffen. Und gerade, wenn der "Außer-Haus-Verzehr" einen großen Teil der Ernährung ausmacht, ist die richtige Auswahl ein im wahrsten Sinne des Wortes „gewichtiger" Faktor.

Neben der Auswahl ist es auch noch die Qualität der Zubereitung, die sich außer Haus zum Guten oder Schlechten wenden kann. Lange in Büffets oder Kantinen gewärmte Gerichte sind sicherlich in Geschmack und Nährwert reduziert. Aber auch zu Hause geht es oft nicht anders, als Gerichte aufzuwärmen. Aufwärmen ist aber sicher die – im Vergleich zum Warmhalten – bessere Alternative. Ein Lokal, das sich durch Massenabfertigung kennzeichnet, kann auf Grund des raschen Absatzes keine lang gewärmten Speisen anbieten und daher unter Umständen noch Vollwertigeres anbieten als ein kleiner Laden mit nur wenigen Gästen. Eine bei gleichmäßiger (und vor allem mäßiger) Temperatur frittierte Speise, wie sie in der Gastronomie erwartet werden sollte, ist sicher der Vorzug zu geben vor einem Stück aus der Bratpfanne, das sich in den Händen eines Nichtgeübten überhitzt hat. Gewürze, die außer Haus nur sehr mit Vorbehalt eingesetzt werden können, können zu Hause nach Belieben dosiert werden. So bietet also sowohl das Essen zu Hause als auch auswärts ganz spezifische Vorteile, und auswärts zu essen ist eine Möglichkeit, die Qualität der Ernährung zu steigern oder zu senken. Man sollte die speziellen Möglichkeiten, die jede dieser Ernährungsweisen bietet, auch nützen!

Wie Sie trotz Versuchungen in Form bleiben – Strategien und Tipps für Mahlzeiten außer Haus

Mit dem Frühstück beginnt's

Das Frühstück ist die Mahlzeit des Tages, die Sie selbst in der Hand haben. Wenn Sie einen stressigen Job ausüben, den ganzen Tag unterwegs sind, außer Haus arbeiten, besteht vielleicht Ihr Frühstück nur aus einem Stehkaffee und einem Gebäck, das Sie sich auf dem Weg zur Arbeit kaufen. Viele berichten auch, dass Sie morgens gar keinen Hunger hätten, weil der Adrenalinspiegel am Morgen, in Anbetracht der zu erledigenden Aufgaben bereits so hoch ist, dass an ein Frühstück in Ruhe gar nicht zu denken ist. Aber gerade dann sollten Sie sich die Zeit nehmen, um das Frühstück zuzubereiten, das Ihnen gut tut, das Ihnen schmeckt und von dem Sie wissen, aus welchen Zutaten es besteht. Im Laufe des Tages müssen Sie ohnehin damit Vorlieb nehmen, was Ihnen in Restaurants, Kantinen und unterwegs geboten wird.

Richtig planen

Restaurants und Kantinen mit einer abwechslungsreichen Speisekarte erhöhen die Chance, dass Sie etwas Leichtes finden. Fastfood und Quick-Service-Restaurants, die das ganze Jahr über die gleichen Speisen im Angebot haben, sind im Grunde langweilig und bieten keine Geschmacksvielfalt. Wenn Sie sich etwas Besonderes gönnen wollen, wählen Sie regionale und saisonale Speisen oder ein Restaurant mit internationaler/exotischer Küche (z.B. Thai-Küche, Mediterrane Küche, Indische Küche etc.).

„So richtig essen!"

Gelegentlich haben wir darauf Lust, das Üppige und das Deftige so richtig auszukosten. Etwas, das uns altbekannt vorkommt und mit einer sehr positiven Stimmung verbunden ist. Etwas wie aus „Omas Küche", wie „damals, als es noch so richtig schmeckte!". Einmal wieder zum Heurigen auf eine Schweinsstelze, einmal wieder in das Landgasthaus, das für seinen Braten und seine Knödeln weit über die Ortsgrenzen hinaus bekannt ist. Gönnen Sie sich diesen Genuss! Machen Sie sich aber schon im Voraus einen Plan, was Sie essen, wie viel wovon, und was Sie zum Ausgleich tun werden. So wird aus dem geselligen Gasthausbesuch kein Rausschmiss aus Ihrem Abnehmprogramm, sondern eine willkommene Abwechslung.

Ein anderes Mal gehen wir aber gar nicht mit solchen Erwartungen aus, sondern gerade mit dem Gegenteil: mit den besten Absichten, etwas ganz Leichtes zu essen. Wir blicken auf die Speisekarte – und schwups, da leuchten uns Tagliatelle mit Schinken, Sahnesoße und Parmesan entgegen! Uns läuft das Wasser im Mund zusammen, und nichts anderes kann uns mehr so richtig verlocken. Es ist auch in solchen Momenten ratsam sich zu fragen, was man in diesem Augenblick wirklich möchte. Ob das jetzt nicht eher ein Reflex ist, der mit der augenblicklichen Situation nicht viel zu tun hat, eine Erwartung, die keinesfalls erfüllt werden muss! Die Bilanz des Abends sollte keinesfalls sein: Viele Kalorien und erst recht nicht das Erlebnis, das Sie erwartet haben!

Suppen – warm und sättigend

Entgegen allen Gerüchten und Meinungen: Suppen zu essen macht Sinn und spart letztendlich Kalorien. Der große Vorteil von Suppen ist, dass Sie wärmen und sättigen. Die Auswahl von Suppen ist in vielen Restaurants sehr gut. Klare Gemüsesuppen, Minestrone, Linsen-, Tomaten- und Kartoffelsuppe schmecken toll und sind, sofern nicht mit Sahne oder Butter verfeinert, eine ideale Zwischenmahlzeit. Starten Sie z.B. bei einem Geschäftsessen mit einer Suppe, essen Sie dazu ein kleines Vollkornbrötchen und danach eine große Portion Salat oder eine kleine Portion gegrillten Fisch oder Fleisch mit viel Gemüse als Beilage.

Das „Körberl"

Häufig gibt es in Restaurants und Kantinen Brot und Salzgebäck mit Butter, Aufstrichen oder Dips vor dem Essen. Ignorieren Sie diese kleinen, hoch kalorienhältigen Snacks und heben Sie Ihren Appetit lieber bis zum Essen auf, damit Sie dieses auch wirklich genießen und nicht bereuen. Wenn der Hunger übermächtig ist, dann greifen Sie bevorzugt zu einem kleinen Vollkornbrötchen.

Klein – aber fein

Bei einer ausgewogenen Ernährung kommt es auf das Verhältnis der Zutaten zueinander und auf angemessene Portionsgrößen an. Wenn der deftige Hauptgang unausweichlich ist, dann essen Sie davon nur die Hälfte oder bestellen Sie von vornherein eine kleine Portion oder eine Kinderportion. Genießen Sie dafür jeden Bissen!

Unnötiges Fett vermeiden

Sichtbares Fett sollten Sie grundsätzlich wegschneiden. Es ist auch völlig legitim, fette Soßen und Käsebeläge auf dem Teller zurückzulassen. Die Tomatensoßen ist immer eine der fettärmsten Varianten! Verzichten Sie generell auf frittierte Speisen, da diese nicht nur viel, sondern auch das falsche Fett enthalten. Bedenken Sie, dass Pommes Frites, Kroketten und Röstis in Fett frittiert werden. Die besseren Beilagen – nach Gemüse – sind Folienkartoffeln, Salzkartoffeln, Pellkartoffeln, Pasta oder Reis. Leider bieten viele Restaurants als „vegetarische" Gerichte nur Gemüse in frittierter Form an. Nur weil es Gemüse ist, ist es dadurch nicht automatisch gesünder. Verlangen Sie Salate und Gemüsevarianten, die gedünstet oder gekocht sind – oder suchen Sie sich ein anderes Restaurant.

Mee(h)r Fisch

Die meisten von uns essen viel zu selten Fisch. Nutzen Sie den Restaurant oder Kantinen-Besuch für diese gesunde Köstlichkeit. Achten Sie aber auf eine gegrillte oder gedünstete Zubereitung, anstatt der gebackenen Variante mit Mayonnaisesalat. Mit regelmäßigen Fischmahlzeiten bereichern Sie Ihren Speiseplan und tun gezielt etwas für Ihre Fitness und Gesundheit.

Vitaminpower

Gemüse und Salat sind gesunde Sattmacher und passen zu jedem Gericht. Gegrillt oder gedünstet, roh oder in Aufläufen, mit Pasta oder zu Fleisch oder Fisch. Neben dem extra Vitaminschub füllen Sie Ihren Magen auf leichte Art. In vielen Restaurants/Kantinen gibt es inzwischen appetitliche Salatbüffets, die meist zu einem Pauschalpreis zugänglich sind. Achten Sie darauf, dass Sie ein fettarmes Dressing und keine Salate mit Mayonnaise oder fetter Wurst (z.B. Salami) wählen. Vermeiden Sie kalorienreiche Toppings wie Croutons oder Käse. Wenn Sie den Salat zum Tisch serviert bekommen, verlangen Sie ein fettarmes Joghurtdressing oder noch besser: Lassen Sie sich Essig und Öl separat bringen und marinieren Sie Ihren Salat selbst. Italienische Antipasti als Vorspeise werden immer populärer. Olivenöl ist ausgesprochen hochwertig, aber die Speisen müssen nicht unbedingt in Olivenöl ertränkt sein. Nehmen Sie sich von der oberen Lage, und lassen Sie das überschüssige Öl abtropfen.

Parlez-vous francais?

In feinen Restaurants ist die Speisekarte häufig mit französischen Fachausdrücken übersät. Seien Sie vorsichtig mit Begriffen, die Sie nicht verstehen. Hier ein paar Beispiele und ihre verhängnisvolle Bedeutung:
- Au gratin – mit Sahne und/oder Käse überbacken
- Crème oder Crème fraiche – Sahne
- Bechamel Sauce – Einbrenn (Mehlschwitze) mit Butter und Sahne
- Hollandaise, Bernaise – Soße auf der Basis von Butter und Eigelb

Viel trinken!

Zu einem guten Essen gehört Wasser mit dazu. Gute Restaurants und Kantinen stellen eine Karaffe Leitungswasser zur Verfügung bzw. es gibt eine hervorragende Auswahl an (Mineral)Wasser. Wasser löscht den Durst, erfrischt, enthält keine Kalorien und hilft außerdem bei der Sättigung.

Alkohol in Maßen

Ein gutes Glas Wein oder ein kühles Bier lassen das Mahl zu etwas Besonderem werden. Erlauben Sie sich diesen Luxus, aber seien Sie sich bewusst, dass Alkohol viele (leere) Kalorien enthält und deshalb wirklich nur in kleinen Portionen genossen werden sollte. Trinken Sie Wasser als Durstlöscher und Alkohol für den Genuss. Übrigens: alkoholfreies Bier (0,5 l) hat ca. 80 kcal weniger als das alkoholhaltige. Als Regel können Sie davon ausgehen, dass ein Bier etwa 200 kcal, ein Glas Wein etwa 100 kcal mit sich bringt. Wenn Sie oft ausgehen, sagen Sie ruhig auch einmal „Nein" zu Alkohol – so sparen Sie auf einfache Weise viele Kalorien!

Süße Verführung

Wenn Sie sich nach dem Mittagessen auf ein köstliches Dessert freuen, dann gönnen Sie sich Ihren Traum. Aber lassen Sie dafür die Vorspeise weg oder wählen Sie eine leichte Hauptspeise. Wenn es auch die kleine Sünde tut, dann wählen Sie statt Kalorienbomben wie Mousse au Chocolat, Tiramisu oder Sachertorte lieber einen Nachtisch mit viel frischem Obst, etwa Sorbet, Obstsalat, Kompott oder Fruchtkuchen.

Die Schlacht am Büffet

Viele Restaurants und Kantinen bieten inzwischen „All you can eat"-Menüs an. Die Aufforderung zu essen soviel man möchte und soweit das Auge reicht, lässt häufig alle Vorsätze über Bord purzeln. Mit einem kritischen Blick auf tückische Fettfallen und Kalorienbomben sind Sie aber gut gerüstet und werden es schaffen, Ihre Vorsätze einzuhalten und trotzdem zu genießen:

- Verschaffen Sie sich einen Gesamtüberblick und entscheiden Sie bewusst bevor Sie zugreifen, was auf Ihrem Teller landen soll.
- Lassen Sie sich nicht dazu verleiten, grenzenlos und immer wieder kleine Häppchen zwischendurch zu naschen. Es ist besser, einmal konzentriert vom Büffet zu nehmen. So haben Sie den Überblick und erliegen nicht dem Eindruck, dass Sie noch nicht wirklich gegessen haben.
- Vorsicht mit einem Aperitif auf nüchternen Magen. Alkohol löst Appetit aus und senkt die Hemmschwelle. Vergessen Sie nicht, zwischen den einzelnen Drinks immer wieder zu Wasser zu greifen. Das ist gut für den Körper und dämpft Ihren Heißhunger.

Last but not least: Essen Sie nur, was Ihnen wirklich schmeckt!

Es gibt eine Reihe sehr beliebter Lokale, die durch die angebotenen Portionsgrößen glänzen. Natürlich ist es beeindruckend, ein Schnitzel oder ein Omelette serviert zu bekommen, das über den Tellerrand hinausreicht. Aber schmeckt das Angebotene auch wirklich gut? Gerade in den Lokalen, die die Mentalität der Völlerei fördern, lässt der Geschmack oft sehr zu wünschen übrig. Haben Sie Mut und fragen Sie sich selbst, ob Ihnen das Dargebotene wirklich schmeckt. Erlauben Sie sich, Kritik zu äußern, auch wenn es als toll gilt, dort zu essen. Und auch, wenn Sie nur essen gehen, weil Sie eben einmal am Tag etwas essen müssen: Wählen Sie nach Ihrem Geschmack das Bestmögliche aus. Ein gut entwickelter Geschmack ist das beste Regulativ und der beste Schutz vor zu vielen Kalorien.

Ohne Bewegung bewegt sich nichts

Abnehmen ohne Bewegung? Das ist wie Urlaub im Büro. Das bedeutet, dass auch Ihre Muskeln abgebaut werden. Und Muskelabbau heißt, dass Ihr Grundumsatz sinkt, da der Muskel der stoffwechselaktive Anteil unseres Körpers ist. Geringer Grundumsatz wiederum bedeutet, dass Sie nur sehr wenig essen dürfen, um keinen Kalorienüberschuss zu produzieren. Mit Kalorienreduktion allein ist es also nicht getan. Damit verkehrt sich das Ziel nur allzu leicht ins Gegenteil. Es gilt also, mehr Bewegung ins Leben zu bringen.

Wie Sie Bewegung in Ihr Leben bringen

Gehen Sie in Gedanken Ihren alltäglichen Tagesablauf durch. Welche Wege, Tätigkeiten, Erledigungen könnten gleichzeitig in Bewegung umgewandelt werden? Ein Fußweg statt zwei Stationen mit dem Bus? Es ist erstaunlich befriedigend, wenn man Dinge erledigt und sich gleichzeitig auch körperlich bewegt.

- Stimmt's – auch bei Ihnen zu Hause steht in irgendeiner dunklen Ecke ein Heimtrainer? Das ist nicht schwer zu erraten! Wie viele Haushalte haben schon einen, und die Anzahl derer, die über ein solches Gerät verfügen, steigt und steigt. Ebenso rasch steht es leider aber wieder unbenutzt in einem Abstellraum. Also – hervor damit! Einmal die Woche eine nette Fernsehsendung ausgesucht und dabei geradelt!
- Gehen Sie mit einem Freund oder einer Freundin gemeinsam joggen, schwimmen oder zu einer ähnlichen Unternehmung! Einmal die Woche!
- Sehen Sie sich nach Sport-, Gymnastikkursen oder Ähnlichem um. Fitness-Studios, viele Vereine und Institute bieten diese an. Gezielt die Bauchmuskulatur zu kräftigen, verbraucht nicht nur Kalorien, sondern strafft auch die Figur. Einmal die Woche!
- Sollten Sie bereits Lust auf mehr bekommen haben, suchen Sie sich ein Fitness-Center! Fitness-Center haben in der Regel nur mehr wenig mit dem alten Bodybuilder-Klischee zu tun. Die Trainer sind gut ausgebildet und das Programm ist meist sehr vielfältig. Hier werden Sie auch gut in Hinblick auf Ihre individuellen Ziele beraten.

Mit einem abwechslungsreichen Programm sollte es also nicht schwer sein, zumindest 3 x die Woche für zumindest 30 Minuten für ausgiebige Bewegung zu sorgen. Es zählt zwar der Energieumsatz und damit jede einzelne Minute, die Sie sich bewegen, andererseits aber tendieren wir sehr dazu, den Kalorienverbrauch durch Bewegung zu überschätzen. Es hat sich bewährt, von Anfang an auf Bewegung über zumindest 20-30 Minuten zu achten und nur diese auch in einem Ernährungs-und Bewegungsprotokoll zu vermerken. Um einen spürbaren Kalorienverbrauch zu ereichen, sollten Sie auf 180 Minuten pro Woche kommen.

Mit Bewegung verbrauchen Sie nicht nur Kalorien, Sie fördern ab einer gewissen Intensität auch den Muskelaufbau. Und da der Muskel der stoffwechselaktive Anteil unseres Körpers ist, steigern Sie dadurch Ihren Grundumsatz. So wird das Abnehmen noch einmal erleichtert. Wenn Sie untrainiert sind, sollten Sie aber folgendes berücksichtigen: Sie sollten nicht plötzlich mit intensivem Sport beginnen, und gleichzeitig drastisch Ihre Kalorien reduzieren. In dieser Situation muss der Körper körpereigenes Protein zur Energiegewinnung heranziehen und es kommt es zu einem Muskelabbau und damit zur Schwächung statt zu einer Stärkung! Da der Muskelaufbau erst ab einer gewissen Belastungsintensität einsetzt, kann es durchaus auch sinnvoll sein, mit einem Krafttraining statt mit einem Ausdauertraining zu beginnen, wenn es Ihre körperliche Verfassung erlaubt.

Bei den nachfolgenden Übungen handelt es sich nicht um Sport, der Kalorien in großem Ausmaß verbrauchen würde. Sie erfrischen jedoch und helfen Ihnen, im Alltag fit zu bleiben, Verspannungen abzubauen, Beschwerden zu verringern und die Muskel einmal etwas zu kräftigen. Sie sind auch dann zu empfehlen, wenn richtiger Sport aus zeitlichen oder gesundheitlichen Gründen nur schwer möglich ist, etwa bei sehr starkem Übergewicht oder bei Arthrosen. Sie sind somit als Startprogramm oder als Zwischendurchprogramm geeignet. Kalorien sollten dafür allerdings nur dann abzogen werden, wenn sie über 20 Minuten lang ausgeführt wurden.

Bewegung am Schreibtisch, im Auto, im Lift

Eckhard Schitter

Da sich ohne Bewegung beim Abnehmen „nichts bewegt", ist es sinnvoll zu analysieren, welche Gelegenheiten sich uns dafür bieten. Der Großteil von uns befindet sich ja nicht ständig am Fahrrad, in den Lauf- oder Bergschuhen, und so sollten wir die Salamitaktik nützen (viele dünne Scheiben schmecken besser als eine dicke Wurst), um uns ein möglichst großes Bewegungspotenzial zu erschließen. Die kleinen genutzten Gelegenheiten haben einen großen Effekt!

Zielsetzung sollte dabei auch sein, dass unser Mikrotraining nicht unsere knappen Zeitreserven verschlingt und trotzdem wirksam ist. Sie denken, das sei unmöglich? Lassen Sie uns den Versuch wagen und unsere Kreativität spielen.

Da wäre einmal die klassische Methode der Mitgliedschaft im immer größer werdenden Verein der „Lift- und Fahrstuhlverweigerer". Die Mitglieder dieses Vereins haben erkannt, dass 10 Minuten Treppensteigen pro Tag 150 Kalorien verbraucht. Das bedeutet, grob gerechnet, in einem Jahr ca. 6,5 kg Fett zu verbrennen.

Die billigste Trainingsmöglichkeit ist also ganz nah: im Kaufhaus und im Büro, am Eingang zur U-Bahn oder für den, der es etwas extremer möchte, im nächsten Kirchturm. Stadtbewohner sind hier bevorzugt. Es sind die Treppenhäuser, in denen sich vortrefflich und immer wieder etwas für die Gesundheit tun lässt. Unserem Körper ist es relativ egal, ob seine Beine auf dem Trainingsgerät hundertfach künstliche Gewichte stemmen, oder ob diese unser Körpergewicht einige Stockwerke hinauf tragen müssen. Der Trainingseffekt ist derselbe. Allein die Hürden, die uns der Alltag bietet, sorgen schon dafür, dass unser Körper ein paar hundert Kalorien mehr verbrennt. Sie müssen es ja nicht gleich so extrem anpacken, wie die Teilnehmer des jährlichen Treppenlaufs auf das Empire State Building in New York. Wenn Sie hier vorne mit dabei sein wollen, sollten sie schon die 86 Stockwerke (1576 Stufen) in 10 Minuten schaffen. Da hat dann wahrscheinlich auch der Aufzug schon keine Chance mehr.

Sollten Sie dennoch den Lift benützen wollen, ist die Fußspitzenwippe ein probates Mittel, um zumindest die Unterschenkel dennoch zu trainieren.

Wippen Sie auf den Zehenspitzen auf und ab. Die Übung kann in der Küche, an der Anrichte stehend, beim Tanken, Telefonieren, Warten auf das grüne Licht an der Kreuzung und bei vielen anderen Gelegenheiten (Ihrer Kreativität sind keine Grenzen gesetzt) ausgeführt werden. Nicht nur Ihr Grundumsatz, sondern auch Ihre Achillessehne und vor allem Ihre Venen werden es Ihnen danken.

Einen anderen idealen Trainingsort bietet Ihr Arbeitsplatz:

1. Den Papierkorb unter dem Schreibtisch zwischen die großen Zehen nehmen und 5 Minuten über den Fußboden halten. Das geht auch während der Arbeit.
2. Auf dem Bürodrehstuhl die Sitzfläche ergreifen, bei gestreckter Wirbelsäule die Hände stark nach unten drücken und einige Minuten halten (schafft auch einen Ausgleich bei verspannten Schultern und Nacken)
3. Die beiden Handflächen so fest wie möglich gegeneinander drücken und die Spannung halten.

Bei dieser Art des Trainings geht es darum, eine muskuläre Spannung aufzubauen und eine gewisse Zeit zu halten. Dieser Reiz reicht aus, um Muskelaufbau und Verbrennung anzukurbeln. Die Anwendung ist sehr einfach, weil man auch z.B. den eigenen Körper als Trainingswiderstand einsetzen kann.

So bleiben Sie fit beim Autofahren:

1. Das Lenkrad mit beiden Händen „auseinanderziehen" und die Spannung halten (Schultermuskulatur)
2. Die umgekehrte Übung: Das Lenkrad von beiden Seiten „zusammendrücken" (Brustmuskulatur)
3. Das Lenkrad mit beiden Händen an sich „heranziehen" (Bauchmuskulatur)

Der angenehme Nebeneffekt dieser Übungen ist, dass die Müdigkeit beim Autofahren damit bekämpft werden kann. Wer durch die entsprechende Anstrengung seinen Puls steigert, schläft schwerlich ein.

Ein wenig beachtetes, aber ausgezeichnetes „Fitnesscenter" finden Sie in Ihrem Badezimmer vor:

1. Wenn Sie Ihre Zahnpflege in der Abfahrtshocke durchführen, haben Sie täglich mindestens zwei Mal die Möglichkeit, Ihre Oberschenkel zu trainieren. Der nächste Schiurlaub wird von Anfang an der reine Genuss.
2. Während des Föhnens könnten Sie eine „Bauchtanzeinlage" einplanen. Diese neue Bewegungskombination erfordert schon ein wenig fortgeschrittenes Koordinationsvermögen, wenn die Frisur gelingen soll. Aber Rumpf-

kreisen fördert Ihre Verdauung und stärkt Ihre Bauchmuskeln – eine wichtige Maßnahme gegen Rückenschmerzen.

3. Höhere Weihen erhalten Sie, wenn Sie Ihre Unterhose, die Strumpfhose oder Ihre Socken im Stehen anziehen können. Das verbraucht zwar nicht so viele Kalorien, fördert aber Ihre Beweglichkeit ganz enorm. Diese ist wiederum eine wesentliche Voraussetzung für andere sportliche Aktivitäten.

Bei all diesen Übungen sollten Sie ganz besonders den langfristigen Aspekt Ihres Trainings im Auge behalten. Die meisten Menschen überschätzen, was sie in zwei Wochen schaffen aber unterschätzen gewaltig, was sie in fünf Monaten erreichen könnten.

Durch das beständige und wie Sie sehen können gar nicht so aufwändige Trainieren baut Ihr Körper zunehmend Muskelmasse auf. Aber keine Sorge – Sie werden dadurch nicht zum Muskelprotz! Dazu bedarf es schon mehrerer Stunden harter Arbeit pro Tag. Neben der Steigerung der allgemeinen Fitness und dem Energieverbrauch während des Trainings gibt es noch einen dritten, ganz wesentlichen Effekt. Die vergrößerte Muskelmasse benötigt auch im Ruhezustand mehr Energie zu ihrer Erhaltung. Damit tritt tatsächlich der (fast unglaubliche und heiß ersehnte) Effekt ein, dass Sie z.B. auch im Schlaf und beim Fernsehen mehr verbrennen.

Sollten Sie noch ein wenig mehr in die Unterstützung Ihres Abnehmprozesses durch Verbrennen investieren wollen, dann empfehlen wir Ihnen unser äußerst wirksames „Astronauten-Programm". Es trägt seinen Namen deshalb, weil es auf kleinstem Raum (2m²) durchgeführt werden kann. Manche dieser Trainingseinheiten werden leichter, andere schwerer zu schaffen sein. Aber wenn Sie jeden Teil dieses Programms täglich 10 x realisieren können, tragen Sie sehr wesentlich zum Abnehmprozess bei. Jede Übung sollte zumindest 10 mal wiederholt werden.

Dehnung- und Krafttraining (Astronauten-Programm)

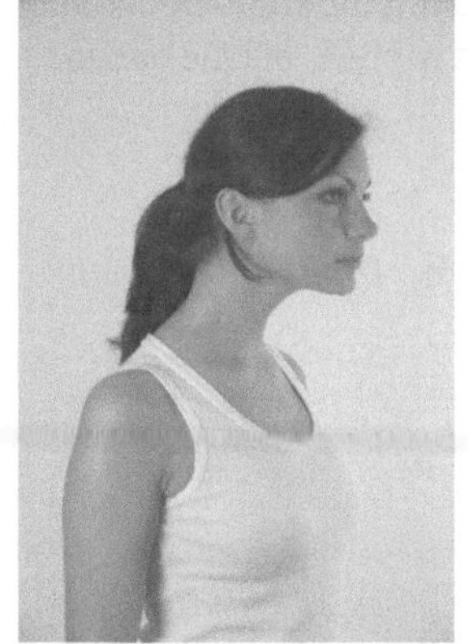

Hals (Schildkröte):
Schultern nach unten hinten und Hals nach vorne schieben.

Anzahl	MO	DI	MI	DO	FR	SA	SO

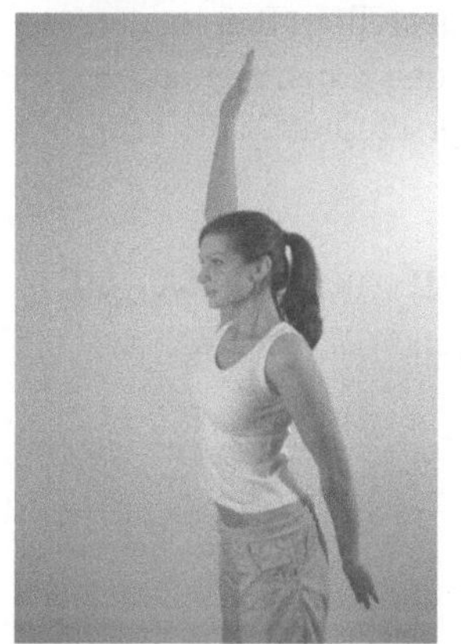

Schultergürtel (Gummiband spannen):
Abwechselnd einen gestreckten Arm nach hinten oben wippen; mit dem anderen Arm eine Gegenbewegung diagonal nach unten hinten.

Anzahl	MO	DI	MI	DO	FR	SA	SO

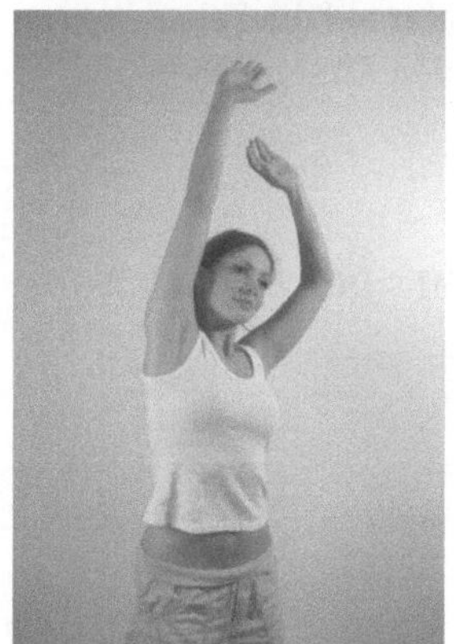

Rumpf (Äpfel pflücken):
Abwechselnd mit der rechten und linken Hand so weit nach oben greifen wie möglich.

Anzahl	MO	DI	MI	DO	FR	SA	SO

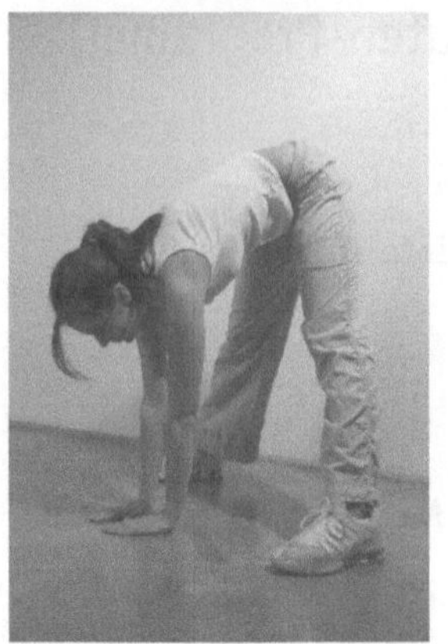

Rücken und Oberschenkel (Bodenstoßen):
Im Grätschstand stehend mit durchgestreckten Beinen gegen den Boden wippen, bis die ganze Handfläche aufliegt.

Anzahl	MO	DI	MI	DO	FR	SA	SO

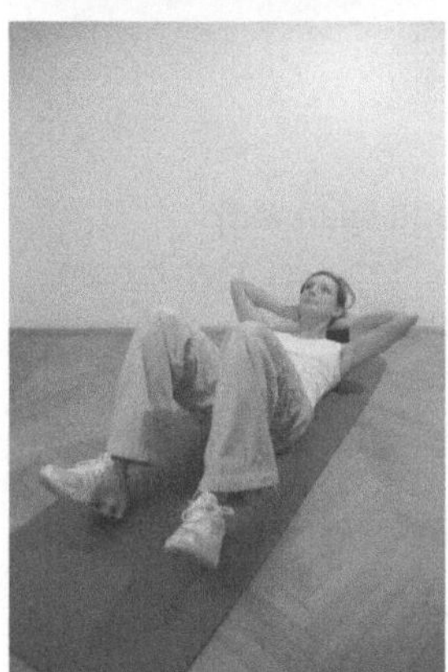

Rumpfbeuger (Aufsitzer):
Aus Rückenlage mit aufgestellten Beinen den Kopf und Oberkörper zu den Knien ziehen, Arme hinter dem Kopf verschränkt.

Anzahl	MO	DI	MI	DO	FR	SA	SO

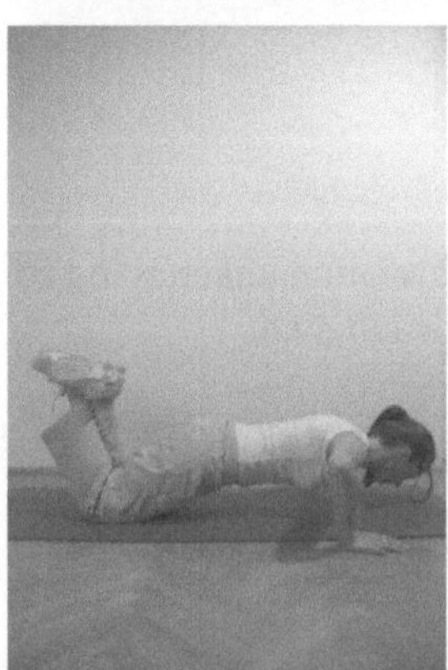

Liegestützen:
Anfangs auf die Knie, später auf die Zehen gestützt den Körper mit den Armen heben und senken.

Anzahl	MO	DI	MI	DO	FR	SA	SO

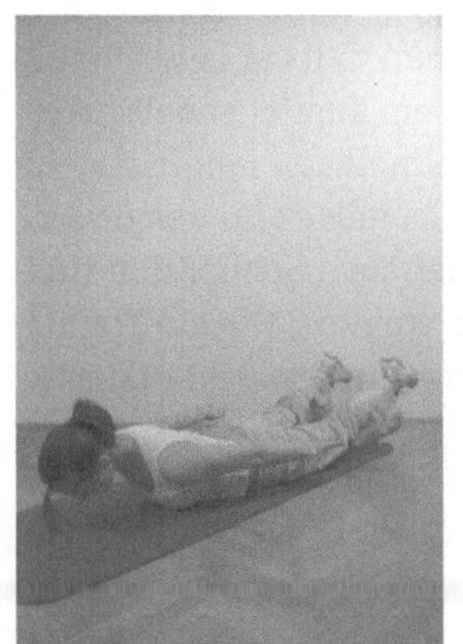

Rücken (Bogen spannen):
auf dem Bauch liegend Arme und Bein nach hinten oben ziehen und kurz halten.

Anzahl	MO	DI	MI	DO	FR	SA	SO
______	__	__	__	__	__	__	__
______	__	__	__	__	__	__	__
______	__	__	__	__	__	__	__
______	__	__	__	__	__	__	__

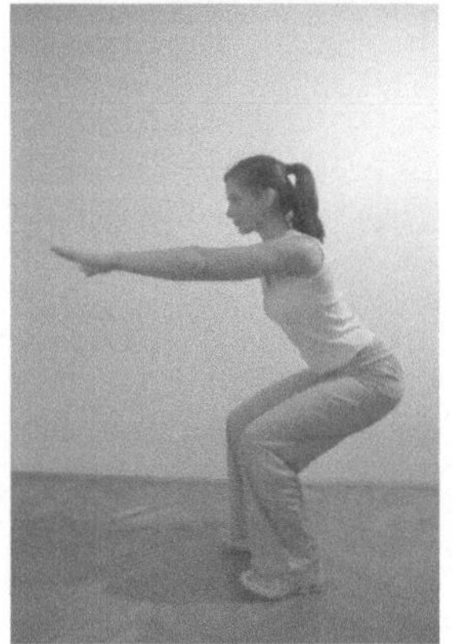

Kniebeugen:
Arme nach vorne gestreckt, Rücken und Unterschenkel gerade. Bei der Abwärtsbewegung mit dem Gesäß möglichst nahe an die Fersen.

Anzahl	MO	DI	MI	DO	FR	SA	SO
______	__	__	__	__	__	__	__
______	__	__	__	__	__	__	__
______	__	__	__	__	__	__	__
______	__	__	__	__	__	__	__

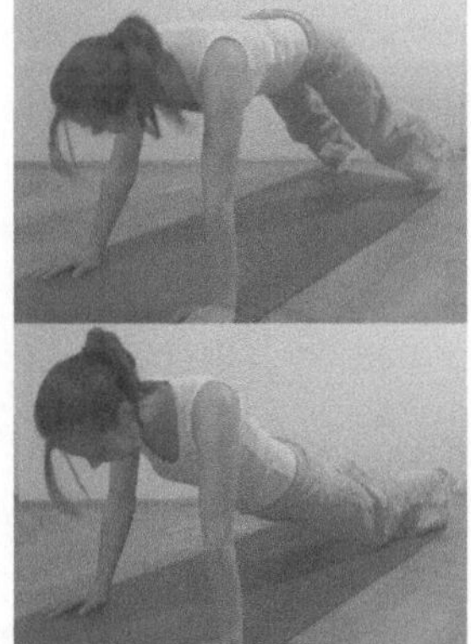

Becken- und Rücken:
Liegestützstellung mit gegrätschten Beinen, Becken abwechselnd nach unten drücken und weit nach oben ziehen.

Anzahl	MO	DI	MI	DO	FR	SA	SO
______	__	__	__	__	__	__	__
______	__	__	__	__	__	__	__
______	__	__	__	__	__	__	__
______	__	__	__	__	__	__	__

(aus: Eckhard Schitter: „Stress und Stressbewältigung")

Und vergessen Sie nicht, dass auch hier gilt: „Was man sich zur Gewohnheit macht, erspart man sich an Willenskraft." Alle in diesem Kapitel angeführten Möglichkeiten bieten eine echte Chance, Sie beim Abnehmen langfristig zu unterstützen. „Herumprobieren" ist keine allzu gute Grundlage für den dauerhaften Erfolg! Vielmehr ist jetzt Ihre Entscheidung gefragt. „Schließlich sitzt die Blockade zur Umsetzung der vermittelten Möglichkeiten", wie ein Trainer seinem etwas unwilligen Schützling einmal nüchtern und trocken erklärte, „seltener in der Muskulatur als im Kopf".

Die richtige Frequenz
Interview mit Dr. Kurt Moosburger

Immer wieder liest und hört man von der Fettverbrennungszone beim Training. Diese wird als jener Bereich dargestellt, der für den Fettabbau besonders förderlich ist und liegt meist bei einer sehr geringen Belastungsintensität. Dr. Kurt Moosburger, Facharzt für Innere Medizin, Sport- und Ernährungsmediziner in Hall in Tirol, erklärt, was es damit auf sich hat. Es hat Bedeutung für bestimmte Sportarten, nicht aber für das Abnehmen.

KiloCoach™:

Dass der Fettstoffwechsel einige Zeit braucht, um anzulaufen, hört man praktisch überall. Sie haben da eine unterschiedliche Auffassung?

Dr. Moosburger:

Zunächst einmal möchte ich klarstellen, dass Energiebereitstellung bei einer Ausdauerbelastung immer über die Verbrennung von Fettsäuren und Glukose stattfindet. Wenn diese Aussage so gemeint ist, dass die Fettverbrennung noch ca. 30 Minuten zunimmt, widerspreche ich dem nicht. Aber die Energiegewinnung aus Fett läuft praktisch rund um die Uhr ab, auch im Schlaf. Ich werde noch näher darauf eingehen.

Fettstoffwechsel im Zusammenhang mit Training bedeutet die muskuläre Energiebereitstellung (ATP) aus der Verbrennung von Fettsäuren. Dass diese bei einem langen, extensiven Dauerlauf etwas zunimmt, während die Glukoseverbrennung abnimmt, ist richtig, aber dennoch besteht die Fettverbrennung von Beginn an. Es wäre falsch zu glauben, dass zuerst nur Glukose zur Energiegewinnung herangezogen und erst ab einer gewissen Zeit die Fettverbrennung einsetzen würde. Grundsätzlich besteht immer ein Nebeneinander und nicht ein Nacheinander der unterschiedlichen Formen der muskulären Energiebereitstellung. Nur das Mischverhältnis ändert sich je nach Belastungsintensität und -dauer.

KiloCoach™:

Aber auch Sie sprechen von Fettstoffwechseltraining? Da gibt es offenbar doch etwas, was sozusagen trainiert, angeregt oder aufgebaut werden kann?

Dr. Moosburger:

Natürlich. Das so genannte Fettstoffwechseltraining dient dazu, dass die arbeitende Muskulatur lernt, mehr Fettsäuren zur Energiegewinnung heranzuziehen. Dadurch kann wertvolles, weil nur sehr begrenzt vorhandenes muskuläres Glykogen eingespart werden. Es wird langsamer aufgebraucht, weil der arbeitende Muskel pro Zeiteinheit weniger Glukose und statt dessen mehr Fett verbrennt. Das Fettstoffwechseltraining ist somit wichtig für eine langdauernde Ausdauerleistung, die im Marathonlauf, Triathlon und Radrennsport benötigt wird. Mit einem Training zum Körperfettabbau, wie es immer wieder in Fitness-Studios und in Laienmedien vermittelt wird, hat ein Fettstoffwechseltraining überhaupt nichts zu tun. Das bisschen Fett, das während dieses Trainings abgebaut wird, ist hinsichtlich einer erwünschten Körperfettreduktion nicht von Bedeutung. Für ein Abspecken ist einzig und allein eine negative Energiebilanz das entscheidende Kriterium, egal ob die Energie nun zunächst aus Fettsäuren oder aus Glukose gewonnen wurde. Negative Energiebilanz heißt, dass der Energieverbrauch höher ist als die Energiezufuhr. Dann holt sich der Körper die fehlende Energie aus den Fettspeichern. Was also beim Training hinsichtlich des Abspeckens relevant ist, ist der Energieumsatz und nicht die Fettverbrennung.

KiloCoach™:

Fettstoffwechseltraining ist also Ausdauertraining? Und was bedeutet Kardiotraining?

Dr. Moosburger:

Der Begriff Kardiotraining ist in der Fitness-Szene geläufig. Man sollte aber besser Ausdauertraining sagen, denn dieses umfasst ja nicht nur das Training des Herz-Kreislaufsystems, sondern auch den Stoffwechsel der beanspruchten Muskulatur. Letztlich geht es ja darum, dass diese unter aeroben Bedingungen möglichst lange bzw. möglichst intensiv arbeiten kann. Ein Training im Fettstoffwechselbereich gehört selbstverständlich auch zum Ausdauertraining, eine Abgrenzung zum Kardiotraining ist unsinnig.

KiloCoach™:

Diese „Fettverbrennungszone" wird immer im Bereich sehr niedriger Intensität / Herzfrequenz angesiedelt?

Dr. Moosburger:

Was die Intensität eines optimalen Fettstoffwechseltrainings betrifft, so ist diese zwar niedrig, aber nicht so niedrig, wie es immer wieder propagiert wird. Sie liegt je nach Trainingszustand zwischen 70 und 80 % der maximalen Herzfrequenz.

KiloCoach™:

Wir haben auch Trainer in Fitness-Centern beobachtet, die davor gewarnt haben, eine kurze Pause zwischen Übungen an zwei verschiedenen Geräten einzulegen, da dabei die Herzfrequenz gleich absinke und damit unter den Fettverbrennungsbereich fiele. Merkwürdigerweise waren das genau jene Trainer, die immer wieder auf die lange Anlaufzeit, die der Fettabbau benötige, hinwiesen. Biochemische Reaktionen, die etwa 20-30 Minuten brauchen, um in Fahrt zu kommen, z.B. die Aktivierung einer ganzen Reihe von Molekülen in einer bestimmten Sequenz, können nicht plötzlich in Sekunden still stehen. Das ist biochemisch nicht möglich, oder?

Dr. Moosburger:

Natürlich nicht! Abgesehen davon, dass biochemische Reaktionen nicht 20 bis 30 Minuten brauchen, um in Fahrt zu kommen, muss man sich endlich von der Vorstellung lösen, dass die Fettverbrennung während eines Trainings wichtig sei, wenn man abspecken will. Wie ich schon ausführte, hat die muskuläre Fettverbrennung unter Belastung nur dann eine Bedeutung, wenn es um ein Fettstoffwechseltraining geht, nicht aber für das Abspecken. Nur z.B. für den Marathonläufer, der sicher sein will, dass er auch noch nach zwei, drei Stunden genug Energie für seine Beinmuskulatur zur Verfügung hat, ist es wichtig, dass die arbeitende Muskulatur möglichst viel Fett verbrennt, da sonst das Glykogen bald verbraucht ist. Wer jedoch abspecken will, muss nur Energie verbrauchen, egal, ob aus Glukose oder Fettsäuren. Jede Form der körperlichen Aktivität kann zu einer negativen Energiebilanz verhelfen, vor allem Sport mit höheren Belastungsintensitäten, weil damit der Energieumsatz deutlich gesteigert wird.

KiloCoach™:

Wenn Fette direkt verbrannt werden, ist es einleuchtend, dass Fett abgebaut wird. Sie sagen aber, dass jede Energieverbrauch zum Fettabbau führt. Wie kommt es denn durch Glukoseverbrennung zum Fettabbau?

Dr. Moosburger:

Nach einem intensiven Training, bei dem nur Glukose verbrannt wurde, kommt es zum so genannten „Nachbrenneffekt", der über mehrere Stunden anhält, d.h. zu einem gesteigerten Energieumsatz und damit auch zu einer gesteigerten Fettverbrennung. Abspecken tut man nicht während eines Trainings, sondern danach. Wie ich schon sagte, macht es keinen Sinn, die Energiebilanz auf den kurzen Zeitraum eines Trainings zu beschränken, man muss sie überdauernd betrachten. Nicht jeder Energieverbrauch führt zu einem Abbau von Körperfett. Das ist nur dann der Fall, wenn die Energiebilanz negativ ist. Das ist das letztlich entscheidende Kriterium. Der gesteigerte Energieumsatz während eines Trainings kann zu einem höheren Gesamtenergieumsatz und damit zu einer negativen Energiebilanz führen. Dann wird die negative Bilanz aus dem Abbau von gespeichertem Fett ausgeglichen.

KiloCoach™:

Wer sollte nun ein Training im Fettstoffwechseltrainingsbereich machen, und wem würden Sie ein Training mit höherer Intensität empfehlen?

Dr. Moosburger:

Ein Fettstoffwechseltraining ist die Grundlage für Langzeitausdauersportarten. Wer aber kein gezieltes, systematisches Ausdauertraining betreibt, braucht kein spezielles Training des Fettstoffwechsels. Abgesehen davon haben im Breitensport die wenigsten die Zeit, geschweige denn die Lust und oft auch nicht die körperlichen Voraussetzungen für lang dauernde Fettstoffwechseltrainingseinheiten von 90 Minuten und mehr. An dieser Stelle sei gesagt, dass eine Gewichtsabnahme im Sinne eines Abspeckens kein Trainingsziel im eigentlichen Sinn ist, sondern höchstens eine willkommene Nebenwirkung. Die Belastung sollte immer an den individuellen Trainingszustand und die aktuelle Leistungsfähigkeit angepasst sein. Eine Überforderung ist zu vermeiden, aber ebenso wenig zweckmäßig ist eine Unterforderung. Wer sich als Trainingsanfänger an Anleitungen hält, die ein Training mit einer Laktatvorgabe von unterhalb 2 mmol propagieren, braucht sich nicht zu wundern, wenn er in 100 Tagen nicht so fit ist, wie es ihm versprochen wurde. Einen solchen Laktatwert hat ein Untrainierter schon im körperlichen Ruhezustand. Das heißt, er dürfte sich gar nicht oder nur sehr geringfügig belasten, will er die Laktat-Vorgabe einhalten. Und es wird jedem einleuchten, dass eine zu geringe Belastung keine Steigerung der Leistungsfähigkeit bewirkt.

KiloCoach™:

Möchten Sie kurz zur Laktatbestimmung Stellung nehmen?

Dr. Moosburger:

Eine Laktatmessung ist im Breitensport überhaupt nicht notwendig, um Belastungsintensitäten festzulegen. Für einen Hobbysportler ist es ausreichend, sich nach der Atmung und dem Körpergefühl zu richten. Solange man sich während des Trainings und danach wohl fühlt, macht man nichts falsch. Eine Pulsuhr ist hilfreich, dieses Körpergefühl bei unterschiedlichen Belastungsintensitäten zu erlernen. Wer abspecken will, sollte sich bewusst sein, dass es dafür keine bestimmte Herzfrequenz gibt, und dass man bei einem intensiveren Training mehr Energie umsetzt als bei einem gleich langen Training im ominösen „Fettverbrennungsbereich". Außerdem sollte jeder, der Fettpölsterchen abbauen will, neben einem Ausdauertraining auch ein Ganzkörper-Krafttraining betreiben. Damit kann man nicht nur am effizientesten abspecken, sondern hat auch einen zumindest gleich großen gesundheitlichen Benefit wie durch ein Ausdauertraining.

KiloCoach™:

Welches Kaloriendefizit empfehlen Sie? Was denken Sie über die Empfehlung, dass man auch beim Abnehmen mit seiner Nahrungszufuhr zumindest am Grundumsatz bleiben soll und eine negative Kalorienbilanz nur durch größeren Verbrauch, d.h. körperliche Aktivität erreicht werden soll?

Dr. Moosburger:

Diese Empfehlungen sind zweckmäßig. Rein rechnerisch macht es keinen Unterschied, ob eine negative Kalorienbilanz durch verringerte Nahrungsaufnahme oder durch gesteigerte körperliche Aktivität oder durch eine Kombination aus beidem erreicht wird. Was mit unserem gespeicherten Körperfettanteil geschieht, ist eine reine Frage der Energiebilanz. Trotzdem ist es sinnvoller, das Kaloriendefizit durch eine Erhöhung des Energieumsatzes zu erzielen als nur durch eine reine Reduktion der Kalorienzufuhr. Man verhindert dadurch, dass die Schilddrüsenaktivität abnimmt sowie Muskelmasse abgebaut wird, damit der Grundumsatz sinkt und dadurch ein weiteres Abnehmen sehr schwer wird. Das absolute Minimum der Kalorienzufuhr liegt bei 1.000 kcal für die Frau bzw. 1.200 kcal für den Mann. Längerfristig ist es sicherlich vernünftiger, zumindest den Energiebedarf des Grundumsatzes abzudecken. Durch regelmäßigen Sport, vor allem Krafttraining, kann man den Stoffwechsel auch während einer Reduktionsdiät aktiv halten und nicht zuletzt einen Verlust an Muskelmasse verhindern. Das tägliche Energie-Minus sollte aber nicht mehr als 500 kcal/ Tag sein. Das ist nicht schwer zu erreichen, dafür genügt ca. eine halbe Stunde Sport und eine nur geringfügige Reduktion der Kalorienzufuhr, z.B. eine Buttersemmel weniger oder der Verzicht auf eine Flasche Bier. Wer seine Ernährung beibehalten möchte, muss halt umso intensiver oder umso länger Sport treiben. Um ein Kilogramm gespeichertes Fett zu verlieren, braucht es eine negative Energiebilanz von ca. 7.000 kcal. Bei einem täglichen Energie-Minus von nicht einmal 250 kcal bedeutet das 1 Kilo Fettverlust im Monat, und das ohne jeglichen Stress.

KiloCoach™:

Es macht keinen Unterschied, ob ich nun mit oder ohne körperliche Bewegung abnehme? Ist es nicht so, dass ohne körperliche Bewegung zunächst Protein, d.h. Muskelmasse, abgebaut wird statt Fett?

Dr. Moosburger:

Ich stimme dem zu, dass es allemal besser ist, eine negative Energiebilanz durch Steigerung der körperlichen Aktivität zu erzielen als nur durch eine Einschränkung der Nahrungszufuhr. Es ist aber nicht so, dass ohne Bewegung zunächst Körperproteine statt Fett abgebaut würden. Körperprotein, damit ist in erster Linie Muskelmasse gemeint, wird nur dann zusätzlich zum Fett abgebaut, wenn die Energiezufuhr übermäßig eingeschränkt wird, wie es bei Crash-Diäten und erst recht beim Fasten der Fall ist.

KiloCoach™:

Aber der Proteinabbau ist doch verstärkt, sobald eine negative Kalorienbilanz besteht?

Dr. Moosburger:

Das kann man nicht so verallgemeinern, weil es vom Ausmaß der Kalorienrestriktion abhängt. Wer seine Energiezufuhr unter 1.000 kcal einschränkt, muss sich bewusst sein, nicht nur Fett, sondern auch etwas an Muskelmasse zu verlieren. Wer fastet, verliert noch mehr Muskelmasse, vor allem in den ersten zehn Tagen. Dann pendelt sich der Proteinabbau auf ein relativ niedriges Niveau ein. Trotzdem ist eine Fastenkur aus medizinischer Sicht nicht zu empfehlen. Die Muskulatur formt nicht nur unsere Figur, sie schützt auch die Gelenke und ist darüber hinaus für den Zucker- und Fettstoffwechsel wichtig. Wer öfter längere Zeit fastet, ruiniert damit seine Figur, weil er zunehmend Muskulatur abbaut und aufgrund des abnehmenden Grundumsatzes zunehmend Fett speichert. Bei einer negativen Energiebilanz bis 500 kcal pro Tag braucht aber niemand einen Verlust seiner Muskelmasse zu befürchten, erst recht nicht, wenn er sportlich aktiv ist und vor allem ein Krafttraining betreibt.

KiloCoach™:

Also, rein physiologisch funktioniert Abnehmen bei einer negativen Kalorienbilanz, egal wie sie zustande kommt?

Dr. Moosburger:

Ja, eine negative Energiebilanz ist das alleinige und damit entscheidende Kriterium dafür. Statt die Begriffe „Abnehmen" oder „Gewichtsabnahme" zu verwenden, sollte man besser von einer Reduktion des Körperfettanteils oder salopp vom „Abspecken" sprechen, weil es das genauer trifft, worum es geht. Abgesehen vom Aspekt der Energiebilanz trägt regelmäßige körperliche Aktivität – und das bedeutet nicht unbedingt ein systematisches Trainingsprogramm – nicht nur zur Gesunderhaltung, sondern durch einen besseren Fitnesszustand auch zu einer Steigerung der Lebensqualität bei. Jeder der sich gern bewegt, wird das bestätigen.

KiloCoach™:

Eine abschließende Frage noch! Unser Thema lautet: die richtige Frequenz. Gemeint ist damit natürlich die Herzfrequenz. Man kann es aber auch anders lesen: die richtige Trainingsfrequenz. Was empfehlen Sie Übergewichtigen? Wie oft bzw. in welchen Abständen sollten sie Sport betreiben?

Dr. Moosburger:

Sport sollte nie ein Zwang sein. Der Spaßfaktor und der Fitnessfaktor müssen immer vorrangig sein. Wer ausschließlich des Abspeckens wegen Sport treibt, ist zu bedauern. Er wird es auch nicht auf Dauer tun, wenn er es nicht gerne tut. Was die Trainings-Herzfrequenzen betrifft, so kann man diese mittels einer Pulsuhr im Auge behalten. Man soll sich aber nicht zum Sklaven der Pulsuhr machen. Die Herzfrequenz unterliegt Schwankungen, und es ist auch legitim, nach Gefühl zu trainieren. Was die Häufigkeit eines Trainings betrifft, so sollte diese, wie die Intensität und die Dauer der Belastung, individuell festgelegt werden. Wichtig ist es, einem Anfänger zunächst einmal die Freude an der Bewegung zu vermitteln und ihm nicht zuviel zuzumuten. Fünf mal pro Woche zu fordern, ist für einen Anfänger zuviel des Guten. Um eine negative Energiebilanz zu erzielen, ist eine gewisse Intensität des Trainings zweckmäßig. Wer es schafft, vier mal pro Woche eine halbe Stunde zu trainieren, wird nicht nur einen passablen Fitnesszustand erreichen, sondern kann damit auch eine negative Energiebilanz erzielen, die seine Fettpölsterchen langsam, aber sicher schmelzen lässt.

KiloCoach™:

Können Sie uns vielleicht auch noch ein paar Tricks, ein paar Übungen verraten, die fürs Abnehmen, für eine straffere Figur, besonders hilfreich sind?

Dr. Moosburger:

Da kann ich nur ein Ganzkörper-Krafttraining empfehlen. Wer wirklich etwas für seine Figur tun will, kommt nicht um ein Krafttraining herum. Man sollte sich bewusst sein, dass man spätestens ab dem 30. Lebensjahr jedes

Jahr ein Prozent seiner Muskelmasse verliert, wenn man dem nicht entgegenwirkt. Ein Ausdauertraining allein reicht dafür nicht aus. Mit nur einer Krafttrainingseinheit pro Woche gelingt es, sich die Muskelmasse zu erhalten bzw. die im Laufe körperlich inaktiver Jahre verlorene Muskelmasse wieder zurück zu gewinnen. Das bedeutet einen höheren Grundumsatz, und damit ist es leichter möglich, eine negative Energiebilanz zu erzielen. Natürlich sollte ein Krafttraining effizient, sprich mit ausreichend hoher Intensität gestaltet werden, und nicht unzweckmäßig, so wie man es immer wieder in den Fitness-Studios beobachten kann, vor allem bei Frauen, die aus unbegründeter Angst vor einer übermäßigen Muskelmassezunahme meist ein „homöopathisches Damentraining" betreiben. Klassische Grundübungen wie z.B. tiefe Kniebeugen, Bankdrücken und vorgebeugtes Rudern sind ausreichend. Besser ist es, diese nicht an Maschinen, sondern mit freiem Widerstand, sprich einer Langhantel, auszuführen, weil damit nicht nur Muskulatur aufgebaut und die Muskelkraft gesteigert werden, sondern auch die intermuskuläre Koordination verbessert wird. Damit kann gerade in höherem Lebensalter das Risiko eines Sturzes verringert werden, der nicht selten zum gefürchteten Oberschenkelhalsbruch führt. Natürlich muss ein Anfänger zunächst einmal die korrekte Bewegungsausführung erlernen. In weiterer Folge empfiehlt sich immer die Kontrolle und bei Bedarf auch Hilfe durch einen Trainingspartner. Wer lieber allein an Maschinen trainieren möchte, ist mit einem Kieser-Training gut beraten, auch wenn nicht alle Hintergrundinformationen dazu richtig sind.

KiloCoach™:

Herr Dr. Moosburger, wir bedanken uns für das Gespräch!

Was tun, wenn Bewegung beschwerlich ist?

Martin Friedrich

Wir beobachten es, wir spüren es, und zahlreiche wissenschaftliche Studien belegen es: Übergewicht führt zur Überlastung des Bewegungsapparates, insbesondere der tragenden Gelenke (das sind Hüft-, Knie-, Sprung- und Wirbelsäulengelenke) sowie der Bandscheiben. Aber nicht nur das Gelenk selbst ist betroffen. Es kommt auch zur Überlastung von Bindegewebsstrukturen wie Sehnen- und Muskelansätzen und Bändern. Das Kardinalsymptom all dieser Überlastungen ist der Schmerz. Der Schmerz führt wiederum zur Schonung bis hin zur völligen Immobilisierung einer Körperregion oder des gesamten Körpers. Bewegungsmangel und körperliche Inaktivität verschlechtern aber sehr rasch die Situation. Sie führen zum so genannten „Dekonditionierungssyndrom". Dies ist eigentlich ein Zustand der Muskelschwäche und Gelenksinstabilität, den der Körper versucht durch vermehrte Anspannung auszugleichen, was sich als Verspannung und gleichzeitig Bewegungsunsicherheit oder Bewegungslosigkeit bemerkbar macht. Bewegungsmangel verstärkt somit die Beschwerden einschließlich der Schmerzen weiter. Damit schließt sich ein Teufelskreis. Unbeweglichkeit und Schmerzen werden nun zum großen Hemmschuh der körperlichen Aktivität und damit der Gewichtsabnahme. Denn neben der Ernährung ist regelmäßige Bewegung die zweite Säule der Gewichtsreduktion. Es gilt also, besonders die Bewegungsfähigkeit wieder herzustellen. Dazu ist zu Beginn des Bewegungsprogramms häufig eine ausreichende Schmerztherapie die Voraussetzung. Mit dieser ist man in der Lage, den Teufelskreis zu durchbrechen und mit einem Mehr an Bewegung die Bewegungsfähigkeit wieder herzustellen, die Gewichtsabnahme zu fördern und damit die Beschwerden und das Fortschreiten von Beschwerden des Bewegungsapparates weiter zu reduzieren.

Henne oder Ei?

Was kommt zuerst, die Gelenkschäden oder das Übergewicht? Einige Studien geben darauf eine klare Antwort: Das Übergewicht besteht lange bevor Gelenkschäden zu bemerken sind. Stig Sonne-Holm belegte, dass Übergewicht bereits in der Zeit vor der Kniegelenkdegeneration besteht und daher also nicht das Ergebnis verminderter Aktivität wegen Kniebeschwerden ist. Die gleichen Autoren fanden auch in einer Langzeituntersuchung an 4151 Personen, die sich über 27 Jahre erstreckte, heraus, dass das Risiko einer operationsbedürftigen Hüftgelenksarthrose vom BMI (Body Mass Index) beeinflusst wurde.

Übergewicht kann also, neben anderen Faktoren, als echter Risikofaktor für die frühzeitige Entstehung und das Fortschreiten von degenerativen Gelenkerkrankungen (Arthrosen) angesehen werden. Das Risiko, an einer Arthrose zu erkranken, steigt mit dem BMI von über 25 auf etwa das Drei- bis Vierfache an. Andere begünstigende Faktoren sind höheres Alter, weibliches Geschlecht, verringerte Knochendichte, starkes Rauchen, insbesondere aber Gelenksverletzungen und Deformitäten, berufliche Belastung, Ausübung von ungeeignetem Sport und Muskelschwäche. Übergewicht hat umso schwerwiegendere Konsequenzen, je früher es auftritt. Auch nach Operationen, z.B. Meniskusentfernungen, kommt es bei Übergewichtigen zu stärkeren Knieschmerzen und größeren Beeinträchtigungen im Alltagsleben, als dies bei Nicht-Übergewichtigen der Fall ist.

Nicht nur das Knie

Neben den Kniegelenken sind auch noch eine ganze Reihe anderer Gelenke betroffen, etwa das Hüftgelenk. Übergewicht ist ein Risikofaktor dafür, einmal einen Hüftgelenksersatz erhalten zu müssen. Und wie nicht anders zu erwarten, sind bei Übergewicht oft gleich beide Hüftgelenke betroffen. Auch Kreuz-, Lenden- und Ischiasschmerzen sind häufiger bei Übergewichtigen festzustellen als bei Normalgewichtigen. Weitere Veränderungen, die beschrieben wurden, sind Verschmälerungen der Wirbelzwischenspalten.

Bemerkenswert ist, dass auch die nicht gewichtstragenden Gelenke bei Übergewichtigen häufiger arthrotische Veränderungen aufweisen, etwa eine Handgelenksarthrose und degenerative Schulterveränderungen. Aus diesem Grund kann man annehmen, dass nicht nur die Überbelastung auf die Gelenke wirkt, sondern auch ein Stoffwechseleffekt an der Gelenksschädigung mitbeteiligt ist.

Die Folgen und Kosten

Die Inaktivität, die durch die Arthrose verursacht wird, hat fatale Folgen. Beim Knochen führt Inaktivität zur frühzeitigen Osteoporose und damit erhöhten Brüchigkeit. In der Muskulatur führt Inaktivität sehr rasch zum Muskelschwund (auch Muskelathrophie genannt), und am Sehnenbandapparat führt sie zu vermehrter Verletzungsanfälligkeit für Überdehnungen und Risse.

In Deutschland wurden 1997 für Gelenks- und Knochendegenerationen (Arthropathien und Osteopathien) direkte Kosten in Höhe von 0,47 % des Bruttosozialprodukts errechnet, wodurch die volkswirtschaftliche Bedeutung dieser Erkrankung belegt wird. Die meisten Studien existieren hinsichtlich des gehäuften Auftretens von Kniegelenksarthrosen bei Übergewicht. Für jedes Pfund Gewichtszunahme steigt die Gesamtbelastung auf das Kniegelenk im Einbeinstand um zwei bis drei Pfund.

Was tun, wenn man seine Mobilität verloren hat?
1. Gewichtsreduktion

Viele Studien belegen, dass die Beschwerden bei einer bestehenden Arthrose und bei gleichzeitigem Übergewicht alleine schon durch Gewichtsreduktion verbessert werden können und das Fortschreiten verlangsamt werden kann. Nun ist neben der geeigneten Diät regelmäßige Bewegung eine der Säulen der Gewichtsreduktion. Die Framingham-Studie ergab, dass Frauen, die im Schnitt 11 Pfund an Gewicht abnahmen, ihr Risiko für eine Kniegelenksarthrose etwa um 50 % senken konnten.

Es sind daher geeignete Abnehmpläne notwendig, die auch die individuelle Situation der Personen berücksichtigen und sich über einen ausreichenden Zeitraum erstrecken, um den Jo-Jo-Effekt bei zu rascher Gewichtsreduktion zu vermeiden. Dabei muss man sich bewusst sein, dass nur ein gezieltes regelmäßiges Programm Erfolg verspricht. Zu einer gezielten Ernährungsumstellung muss auch die Förderung der körperlichen Aktivität kommen. Dabei sollen die individuellen Möglichkeiten genützt werden. Walking ist für den Übergewichtigen mit Gelenksproblemen meist realistischer als Jogging. Dies macht klar, dass nicht so sehr der kalorienverbrauchende Effekt im Vordergrund stehen kann als vielmehr die Erhaltung oder Wiedergewinnung der Mobilität und eine verbesserte Koordination und damit die Beseitigung des zu Beginn beschriebenen „Dekonditionierungssyndroms", d.h. zum Abbau von Schwäche, Verspannungen und Schmerzen. Die Bewegungstherapie in diesem Umfang reicht jedoch als alleinige Maßnahme für eine wünschenswerte Körpergewichtsreduktion bei stark Übergewichtigen nicht aus.

Wie positiv sich eine Gewichtsreduktion auf Patienten mit Kniegelenksarthrose auswirkt, konnte Christensen mit einer Studie an 80 Gonarthrosepatienten im durchschnittlichen Alter von 62 Jahren und einem BMI-Durchschnittswert zu Studienbeginn von 35,9 kg/m² zeigen. Auf eine Gewichtsreduktion von 10 % folgte dabei die Verbesserung der Kniegelenksfunktion um 28 %. In einer weiteren Studie wurden Übergewichtige untersucht, die eine chirurgische Therapie ihrer Fettleibigkeit erhielten. In dieser Studie führte die Gewichtsabnahme zur Rückbildung von radiologischen Frühveränderungen im Kniegelenk und bestätigt damit die wichtige Rolle, die eine Gewichtsreduktion für eine positive Entwicklung der Arthrose hat.

2. Nicht belastender Sport

Bewegung, die unter Entlastung der Gelenke ausgeführt wird, eignet sich gut für den Wiedereinstieg in einen bewegteren Alltag. Wassergymnastik, Schwimmen, Nordic Walking, auch Bodengymnastik, Rad fahren und isometrische Übungen, wie sie im Kapitel „Bewegung im Büro, im Auto, im Lift" beschrieben wurden, erfordern wenig Aufwand und dienen der Muskelkräftigung. Wichtig ist, dass die Aktivität schmerzfrei ausgeführt wird. Dafür kann man durchaus die Zeit unmittelbar nach einer Medikamenteneinnahme nützen.

3. Schuhzurichtung

Alle Maßnahmen, die die Bewegung erleichtern und fördern, sollten ergriffen werden. Wichtig ist dabei das Schuhwerk. Die Verwendung von Gummiabsätzen (Pufferabsätzen) kann große Erleichterung bringen, weil damit die vermehrte Belastung auf die tragenden Gelenke des Körpers und die Bandscheiben, besonders im unteren Lendenwirbelsäulenbereich teilweise ausgeglichen wird.

4. Schmerz- und Funktionsbehandlung der Arthrosen und der Wirbelsäule

Wenn vom Arzt eine Arthrose festgestellt wird, welche mit Schmerzen einhergeht, ist eine medikamentöse Schmerztherapie angesagt. Dabei kommen verschiedene Substanzgruppen in Frage, die jedoch ihr spezifisches Nebenwirkungsprofil haben und daher nicht für alle gleich geeignet sind. Wenn Knorpelschäden bestehen, hat sich auch die Anwendung von Condroitinsulfat und Glucosamin bewährt, Substanzen, welche kaum Nebenwirkungen aufweisen. Eine elegante Methode ist die lokale Zuführung von Stoffen an das Gelenk, aber auch in das Gelenk. Damit kann eine hohe Konzentration des Wirkstoffes am Wirkort erreicht werden, und die Nebenwirkungen auf den Gesamtorganismus können niedrig gehalten werden. Verwendet werden Lokalanästhetika und entzündungshemmende Stoffe (insbesondere Corticoide). Serienmäßig ins Gelenk injiziert werden auch Hyaloronate. Hyaloronsäure ist selbst ein wichtiger Bestandteil der Gelenksschleimhaut und des Knorpels und damit wichtig für die biomechanischen Gleit- und Dämpfungseigenschaften der knorpeligen Gelenkflächen. Für die Hyaloronsäure wurden knorpelschützende, entzündungshemmende und schmerzlindernde Wirkungen nachgewiesen.

5. Physiotherapie

Zur Verbesserung des Krankheitsverlaufs ist die Physiotherapie besonders geeignet. Dazu zählen Gelenksmobilisationen, die Behebung des gestörten

Muskeltonus und insbesondere die Kräftigungsübungen. Die Verbesserung der Koordination ist eine weitere wesentliche Aufgabe der Physiotherapie. Die Muskelkraft kann durch spezielle Elektrotherapien gefördert werden. Die Thermotherapie wird entweder als Kältepackung bei akuten Gelenksreizzuständen oder als Wärmeanwendung bei nicht aktiven Arthrosen verordnet.

Auch die Behandlung der durch Übergewicht verursachten Bandscheibenschäden erfolgt ähnlich. Wir führen dabei eine adäquate medikamentöse Schmerztherapie, Muskelaufbau in der Übungsbehandlung (insbesondere Kraft-, Ausdauer- und Koordinationstraining), ergotherapeutische Beratung, aber auch spezielle gezielte Infiltrationstechniken durch. Patienten mit einer unterentwickelten Rumpfmuskulatur neigen zu chronischen Kreuzschmerzen, ebenso wie einseitige Arbeitshaltung, Bewegungsmangel und andere psychosoziale Faktoren dazu führen.

Die Schmerztherapie des Bewegungssystems wird zur ursächlichen Behandlung, denn erst nach ihrer Anwendung kann mit einer Bewegungstherapie begonnen werden, die sich sowohl auf das Bewegungssystem als auch auf das Übergewicht positiv auswirkt. Mit jeder Bewegung und jedem Kilo weniger werden die Beschwerden leichter, und Beweglichkeit wird wieder erreicht. Neben diesen positiven Effekten geht eine Verminderung des Übergewichts noch mit einer Verminderung des Risikos für zahlreiche Folgekrankheiten einher, wie zum Beispiel Herz- und Gefäßerkrankungen, Diabetes mellitus II, Bluthochdruck, erhöhtes Cholesterin und Triglyzeride, Osteoporose, aber auch Brust- und Dickdarmkrebs.

Stress und Übergewicht

Eckhard Schitter

Stress – dieser Anspannungszustand von Körper und Geist – der immer dann auftritt, wenn wir etwas als besonders belastend oder auch als besonders positive Herausforderung empfinden, hat eine außerordentlich große Auswirkung auf unsere Ernährung und damit auf unser Gewicht.

In unserer Gesellschaft wird das Lebenstempo immer schneller. Entscheidungen müssen rascher getroffen werden, der Arbeitseinsatz im Beruf steigt stetig, Maschinen steigern das Tempo, Doppelberufe sind keine Seltenheit, und die Herausforderungen an Gleichzeitigkeit nehmen ebenfalls zu. Die Fortbewegung wird rascher, Werbeimpulse an Lichttafeln und Schaufenstern, sich bewegende Plakatwände und Dauerberieselung mit Musik, vom Supermarkt über den Haushalt bis zur Arztpraxis, signalisieren uns permanent Bewegung und überfluten uns mit Reizen.

Diese Überflutung empfinden wir, ob bewusst oder unbewusst, als eine gewisse Bedrohung, auf die unser Körper und Geist mit der Ausschüttung von Stresshormonen reagiert. Diese wiederum versetzen uns in einen permanenten Erregungszustand, der sehr vorteilhaft ist, wenn es um die Bewältigung körperlicher Herausforderungen geht. Nachteilig wirkt sich jedoch dieses biologische „Programm" dann aus, wenn wir, was weit häufiger geschieht, auf die Stresssituation mit Ruhe reagieren müssen.

Ein Beispiel: Sie fahren mit Ihrem Wagen auf der Autobahn. Plötzlich überholt Sie ein anderer Wagen mit einer Geschwindigkeit, dass Ihre Rückspiegel beinahe wie Elefantenohren nach vorne klappen. Anschließend schert der freundliche Kollege unmittelbar vor Ihnen scharf nach rechts, und Sie bringen Ihr leicht schleuderndes Gefährt gerade noch am Pannenstreifen zum Halten, während Ihr Verkehrsgenosse am Horizont in einer blauen Wolke verschwindet. Was sind Ihre Empfindungen und Ihre Reaktion?

Wahrscheinlich werden Sie denken: „Hat der aber Glück gehabt, dass ihm nichts passiert ist!" – Oder etwa nicht? Möglicherweise gehen Ihre Gedanken in eine andere Richtung, aber in jedem Fall hat Ihr Körper einen Adrenalinstoß verpasst bekommen, der ihn zur körperlichen Höchstleistung befähigt um in der Gefahr zu bestehen – auch wenn diese schon längst wieder geschwunden ist.

Das Beste wäre nun den Wagen zu verlassen und, wenn auch vergeblich, dieser Ausgeburt von Rücksichtslosigkeit nachzulaufen. Damit würde wenigstens die freigesetzte Energie abgebaut. Aber was geschieht in der Realität? Sie werden Ihre Fahrt fortsetzen und möglicherweise Ihren Empfindungen noch ein wenig Luft machen.

Solche Erfahrungen machen wir alle täglich. Ob auf der Autobahn, im Büro, im Haushalt oder an der Uni – immer wieder entstehen Situationen, die uns unter Stress setzen, und am Abend kommen wir dann geschafft nach Hause – mit all diesen Eindrücken, die uns maximale Anstrengung suggerieren. Was ist dann häufig die Reaktion? Man „belohnt" sich mit einem ordentlichen Abendessen, das auf Grund der empfundenen (nicht auf Grund der tatsächlich geleisteten) körperlichen Anstrengung reichlich ausfallen muss. Und manche schaffen es nicht einmal bis zum Abend, sondern bedürfen bereits zu Mittag einer ausgiebigen Beruhigung der Magennerven.

Das besonders Negative an dieser Stressbewältigungsmethode ist, dass einerseits die in den Stresssituationen aufgebaute aber nicht verbrauchte Energie im Körper ungebremst ihre Wirkung entfaltet – sei es als erhöhter Blutdruck, als zu viel an Magensäure (Magengeschwür) oder als ständiger Gefäßkrampf der Kopfarterien (Kopfschmerz). Die andere Seite ist, dass sich das z.B. im Büro übliche Lebenstempo auch am Esstisch fortsetzt. Die Nahrung wird häufig mit einer Geschwindigkeit konsumiert, dass man nicht mehr vom „Essen", sondern vom „Verräumen" sprechen muss. Wenn dann noch gleichzeitig der Fernseher läuft oder in der Tageszeitung geblättert wird (passiert häufig beim Frühstück) darf man damit rechnen, dass ein großer Teil der Betroffenen nicht genau registriert, was und wie viel gegessen wird.

Für ein professionelles Ernährungsmanagement ist das natürlich keine Lösung. Aber es gibt mindestens zwei gute und vor allem sofort umsetzbare Verbesserungsvorschläge (aus: Eckhard Schitter: „Seminar für körperliche und mentale Fitness"):

1. *Wenn Sie essen, dann tun Sie es ausschließlich.*
2. *Verringern Sie Ihre Essgeschwindigkeit.*
3. *Suchen Sie sich Verbündete.*

Wenn Sie essen, dann tun Sie es ausschließlich

Wenn Sie essen, dann konzentrieren Sie sich darauf. Es gibt dann nichts Wichtigeres als das, was vor Ihnen auf dem Tisch steht. Sie sollten ja schließlich Freude daran haben. Essen dient nicht nur der Versorgung des Körpers mit Nährstoffen. Andernfalls könnten Sie ja gleich hochkompakte Astronautennahrung in Pillen- und Würfelform auf Ihren Teller legen. Ein Gedanke, der zu Ende gedacht nicht gerade attraktiv erscheint. Essen ist auch Kultur, ist Gespräch, Genuss, Freude und Gelegenheit zur Kommunikation. Es ist ein echter Verlust, wenn Menschen aus Zeitdruck oder einfach aus langjähriger Gewohnheit die Mahlzeit zur reinen und teilweise übermäßigen Elementarversorgung des Körpers gemacht haben.

Natürlich erfordert es Selbstdisziplin, den Fernseher abzudrehen oder die nach der Zeitung zuckenden Finger unter Kontrolle zu halten. Aber diese Maßnahmen werden Ihnen wieder die Freude am Genuss zurückbringen und verhindern, dass Sie mehr zu sich nehmen, als der Körper eigentlich braucht. Sie werden vielleicht erleben, dass z.B. auch wieder mehr Gespräche am Tisch stattfinden und dass Ihre Kommunikation mit Ihrem Partner, ihrer Familie, ihren Kindern oder mit Freunden wieder intensiver wird.

Verringern Sie Ihre Essgeschwindigkeit

Wenn Sie sich zu Ihrer nächsten Mahlzeit niederlassen, dann nehmen Sie sich bitte Zeit. Lassen Sie Mahlzeiten, die unter Druck stattfinden, lieber ausfallen. Ihr Körper wird Ihnen dankbar sein, und Sie müssen nicht die „Steine" im Magen - Sie kennen sicher dieses Gefühl – am Abend mit ins Bett nehmen oder des Morgens an Ihren Arbeitsplatz schleppen. Wer langsam isst, ist mit weniger satt! Durch hohe Essgeschwindigkeit überrumpeln Sie Ihren Sättigungsnerv, der dann zu spät die ausreichende Magenfüllung signalisiert. So entsteht wieder der unerwünschte Zustand, der die Magenwand gewaltig gegen den Gürtel drücken lässt.

Die beste Methode, Ihre Essgeschwindigkeit zu reduzieren verraten wir Ihnen jetzt:

Legen Sie nach jedem Bissen das Besteck weg, bis der Bissen im Magen (nicht im Mund) verschwunden ist.

Sie werden merken, wie die Hände nach dem Besteck zucken. Sie werden merken, dass Ihr Vorsatz möglicherweise beim fünften Bissen schon wieder in Vergessenheit zu geraten droht. Aber Sie werden tapfer weiterkämpfen und der Stärkere sein. Sie werden den Geschmack des Essens wieder mehr beachten. Sie werden so Zeit haben, sich ein wenig zu entspannen. Bekanntlich ist ja die Hauptmahlzeit „der kleine Urlaub des Tages", und den sollten Sie auf jeden Fall genießen. Und Sie werden weniger, weil bewusster essen und trotzdem satt sein. Das ist doch kein schlechter Deal, oder?

Vielleicht noch ein paar Worte zum Essen aus Langeweile. Dieses Phänomen ist für manche Mitmenschen eine nicht zu unterschätzende Herausforderung, und auch Langeweile ist eine Form von Stress. Häufig ist der Mangel an Zielen die Ursache dafür und kann auch genau an diesem Punkt behoben werden. Wenn Sie den Eindruck haben, überall und auf allen Ihren Wegen einem Kühlschrank zu begegnen, dann verlegen Sie doch Ihre Ziele aus der Wohnung heraus – aber nicht gleich wieder ins Kaffeehaus! Gehen Sie spazieren, treffen Sie sich mit Freunden und Bekannten. Gehen Sie ins Kino oder Theater und suchen Sie sich eine Beschäftigung, die Sie mit Begeisterung und ganzem Interesse verfolgen.

Tipp: Machen Sie mit einem (abwischbaren) Filzstift auf Ihrem Kühlschrank eine Strichliste, wie oft Sie Ihrem Drang, ihn zu öffnen, NICHT nachgegeben haben. Füllen Sie ihn mit Wasserflaschen und Karotten – für den Fall des Falles. Auch das kann der Anfang zu einem anderen Verhältnis zwischen Ihnen beiden werden.

Ob Sie nun wegen Überforderung (Stress) oder Unterforderung (Langeweile) zuviel essen, ist letztendlich nicht so wesentlich. Wichtig ist zu sehen, dass man eine neue Strategie einschlagen muss. Die Bereitschaft, die Komfortzone zu verlassen, ist unerlässlich. Grundsätzliche und dauerhafte Veränderung gibt es nur außerhalb des Gewohnten. Ein Leistungssportler bleibt nur so lange „on top“, wie er bereit ist, immer neue Grenzen, neue Erfahrungen einzugehen und sich damit immer neue Möglichkeiten zu erschließen. Lassen Sie sich ermutigen und setzen Sie die oben angeführten Tipps heute noch um. Es gibt keinen besseren Zeitpunkt um anzufangen!

Suchen Sie sich Verbündete

„Vereint sind auch die Schwachen mächtig“. – Diesen Schlachtruf der französischen Revolution sollten Sie sich auf Ihre Gewichtsreduktionsfahnen heften. Es hilft bereits, das gemeinsame Leid über die nichtkonsumierbaren Nahrungsmittel zu teilen. Noch viel motivierender ist es jedoch, sich gemeinsam über die erreichten Ziele zu freuen. Es ist eine Freude zu erleben, dass die Kollegin mit einem neuen Kleid der nächst kleineren Kleidergröße blendend aussieht; zu hören, dass die Kollegen im Büro an einem selbst das stattliche Bäuchlein vermissen; dass die Firmenfeier ohne Überkonsum bewältigt und das Familienfest auf Grund vernünftiger Ernährung einmal nicht zu Bauch- und Kopfweh führten.

Wie auch immer die persönlichen Umstände sind: Aufgeben muss niemand. Haben Sie vielleicht den Film „Die zwei Seiten der Liebe" mit Barbara Streisand gesehen? Sie werden feststellen, dass es auch im wirklichen Leben zutrifft: All jene mit den klaren und festen Zielen werden die anderen nicht nur überraschen und überzeugen, sondern noch ein gewaltiges Maß an persönlicher Freiheit (wieder) gewinnen.

Abnehmen ist ein Abenteuer – und nicht nur lohnend in seiner körperlichen Auswirkung. Die Erfahrung, so gut auszusehen wie man wünscht und dem inneren Schweinehund einen Zahn gezogen zu haben – das ist nicht nur begeisternd, sondern macht zu noch viel abenteuerlicheren Plänen und Erfolgen fähig!

Das Geheimnis des Abnehmens ist: „Dran bleiben"

Es gibt Bilderbuchfälle unter den *KiloCoach*™-Mitgliedern, die eine völlig gleichmäßige und stetig abwärts sinkende Gewichtskurve aufweisen. Ich möchte Ihnen nur eine davon zeigen.

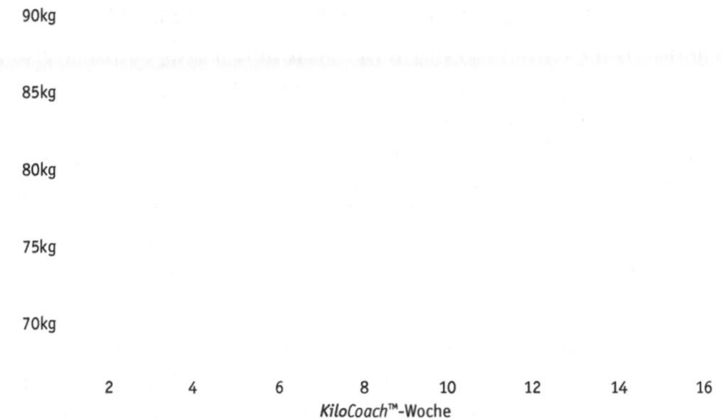

Glücklicher Mensch, dem so eine Abnehmkurve gelingt! Andere sind aber deshalb nicht weniger beeindruckend, auch wenn sie nicht so gleichmäßig verlaufen.

Doch nicht jeder Versuch ist von solch einem Erfolg gekrönt. Aus zahlreichen Beispielen wissen wir, dass einem längerfristigen Abnehmerfolg vor allem zwei Dinge im Weg stehen: ein kurzfristiger Misserfolg und ein schneller Abnehmerfolg. Während die kleinen und oft nur vermeintlichen Misserfolge entmutigen und das Abnehmziel in weite Ferne zu rücken scheinen, sind die schnellen Erfolge heimtückischer. Im Folgenden seien typische Situationen angeführt, die Schwierigkeiten bereiten können, die Abenteuer sozusagen, denen Sie sich möglicherweise stellen müssen, wenn Sie sich auf Abnehmreise begeben.

Falle 1: Ein falscher Eindruck

Sehen Sie sich den Tagesrhythmus an. Er ist gekennzeichnet durch „Auftanken", „Regenerieren" einerseits und „Aktivität", also „Verbrauch" andererseits. Und jedem leuchtet ein, dass diese unterschiedlichen Phasen nicht jederzeit gleichmäßig auf alle Stunden des Tages verteilt sind, sondern sich der Tag in Phasen unterteilt, in denen einmal das eine, dann wiederum das andere im Vordergrund steht. Mit unserem Körper passiert Ähnliches auch über längere Zeiträume hinweg. Es gibt Phasen, die mehr der Regeneration und dem Aufbau dienen, andere, in denen Aktivität im Vordergrund steht, sowohl was unsere geistigen Energien betrifft als auch unsere physischen. Der Stoffwechsel speichert einmal mehr, ein anderes Mal setzt er Energie frei. Es ist kein Wunder, dass sich daher auch unser Appetit und unsere Verbrennung zyklisch verhalten und damit auch unser Gewicht. Bei Frauen kommen oft noch sehr ausgeprägte monatliche, hormonell bedingte Gewichtsschwankungen dazu. Immer wieder erleben wir jedoch, dass unsere Mitglieder sehr beunruhigt sind, wenn sie trotz Einhaltung ihres zu Beginn ermittelten Tageswertes ein Kilogramm zunehmen. Sie fühlen sich in ihren Anstrengungen frustriert. Erst wenn es gelingt, diesen Zyklus mehrmals zu durchlaufen und zu sehen, dass die Gewichtskurve trotz des Auf-und-Abs eine Tendenz zur Abwärtsbewegung zeigt, tritt Beruhigung ein. Nicht selten sieht man einen richtiggehend sägezahnartigen Verlauf von Gewichtskurven. Es ist dies aber ein völlig normaler Verlauf. Diese „Sägezähne" zeigen, dass es außer der Nahrungsaufnahme noch eine Reihe ganz erstaunlicher, eigenständiger und regelmäßiger Mechanismen gibt, die unser Gewicht regulieren. Zu erwarten, dass der Gewichtsverlauf völlig linear verliefe und völlig parallel zur Kurve der Kalorienbilanz, wäre übertrieben und muss zu unnötiger Enttäuschung führen. Gerade das Auf und Ab ist das Normale, und ein Kurvenverlauf, wie er in der ersten Verlaufsgraphik zu sehen war, ist eher das Außergewöhnliche.

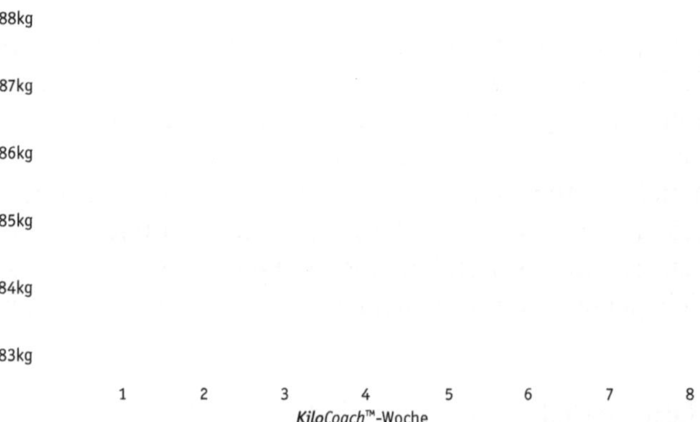

Hier eine sägezahnartige Kurve, insgesamt aber mit fallender Tendenz.

Auch ein anderes Phänomen zeigt sich immer wieder: ein kurzfristiger Anstieg zu Beginn des Programms. Hier hat man zufällig eine dieser ganz gewöhnlichen Schwankung aufgezeichnet. Diese Zacke könnte auch Ausdruck einer relativ abrupten Änderung in den Lebensgewohnheiten sein, die mit einer Gegenregulation des Körpers verbunden ist. Aber wir sollten uns nicht über Schwankungen von einem Kilogramm den Kopf zerbrechen. Diese Zacke ist weder ein prognostisch günstiges noch ein schlechtes Zeichen. Ein *KiloCoach*™-User nannte es die „Verankerung" der Gewichtskurve, „auf dass diese nicht ins Bodenlose falle" und dabei könnte man es belassen.

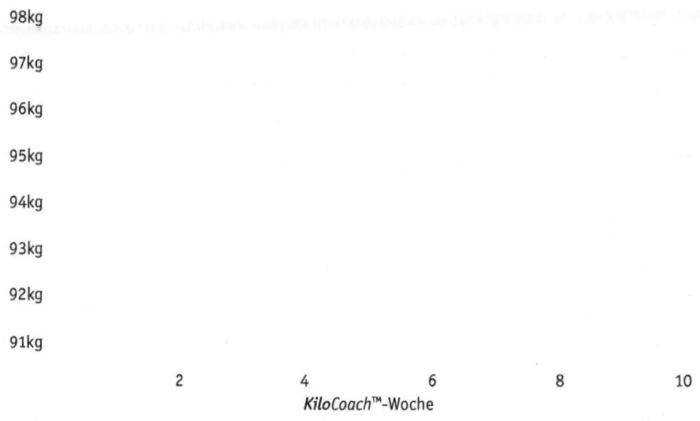

Der sehr häufige „Anker" am Beginn der Abnehmkurve und ein plötzlich auftretendes Sägezahnmuster.

Anhand dieser Fällen zeigt sich, dass der kurzfristige Verlauf sehr täuschen kann. Es wäre ganz offensichtlich voreilig und schade aufzugeben, wenn sich die Kurve plötzlich etwas nach oben zu bewegen beginnt. Schon unterschiedliche Messzeiten können einen Unterschied von 1-2 kg ausmachen. Es ist zumindest die Entwicklung über einen Zeitraum von 2-3 Wochen abzuwarten. Dann erst ist eine Tendenz erkennbar.

Falle 2: Der Tagessollwert ist nicht zu schaffen

Wenn jemand es nicht schafft, seinen Tagessollwert zu halten, ist dies oft ein Anlass zur Entmutigung. Auch das kommt häufig vor, insbesondere dann, wenn der Tagessollwert sehr streng bemessen ist und weit unter dem Grundumsatz liegt. Wenn es also nicht gelingt, diesen einzuhalten, ist es sicher günstiger, sein Abnehmziel nochmals zu überlegen, als täglich die Frustration eines nicht erreichten Zieles zu erleben. Ein moderates Kalorienminus pro Tag sollte jedoch bleiben.

Ob Sie nun das Abnehmziel adaptieren oder nicht, die Tage, an denen es eine Überschreitung gibt, können durch ein größeres Minus an anderen Tagen ausgeglichen werden. Es empfiehlt sich generell, mehr auf den Wochenschnitt als auf einzelne Tagesresultate zu achten. Etwas unregelmäßiger zu essen, hat den weiteren Vorteil, dass man auch die Gegenregulation des Körpers, der gleich auf einen „Hungerstoffwechsel" schaltet, etwas austrickst. Die dritte Möglichkeit ist die, sich davon nicht beunruhigen zu lassen und als Ziel nicht die Einhaltung des Tagessollwertes, sondern das ständige Sinken des Tagessollwertes anzusehen. Auch das ist durchaus zielführend und klug. Eine langsame Adaptierung wird sicherlich zu weniger Jo-Jo-Effekt führen als eine sehr rasche.

Falle 3: Man hat so richtig zugeschlagen

Das kann durch äußere Umstände verursacht sein, aber auch die Folge einer sehr strengen Kalorieneinschränkung über mehrere Tage sein. Wenn es sich um Familienfeiern oder Ähnliches handelt, ist die Lösung einfach. Das Gewicht liegt höchstens als Wassereinlagerung oder Verdauungsbrei vor und hat sich noch nicht in Fettpölsterchen festgesetzt. Ein zwei Tage mehr Bewegung und etwas weniger kalorienreiche Speisen zu sich genommen, und alles ist ausgeglichen. Gerade hier ist ein Protokoll von großem Wert, weil es den Überblick darüber verschafft und maßgenau zurück auf die Zielgerade hilft.

Wenn es sich aber um eine richtige Essattacke nach einigen strengen Diättagen handelt, kann dies recht dramatisch ablaufen. Eine Zuschrift, die zeigt, wie sehr der Körper in Rebellion versetzt werden kann, möchte ich Ihnen nicht vorenthalten:

> *liebes kilocoach team!*
> *ich bin so verzweifelt. ich war schon so weit, und jetzt hab ich mir alles wieder raufgefuttert. ich bekomme neuerdings absolut unbeherrschte essanfälle und werde nicht satt. mir wird auch nicht schlecht. ich kann essen ohne ende und noch während ich esse, denke ich darüber nach, was ich als nächstes essen könnte und bin trotzdem immer unbefriedigt. das war noch nie so! ich weiss nicht was ich tun soll. habt ihr einen tipp für mich?*
> *liebe grüsse d.f.*

Stellen Sie sich eine Pflanze vor, die Sie regelmäßig ein Mal pro Woche mit einem halben Liter Wasser gießen. Oder stellen Sie sich eine Katze oder einen Hund vor, der mehrmals am Tag gewohnt ist, seinem Futternapf gefüllt zu bekommen. Es ist offensichtlich, dass die Pflanze alle Blüten und Blätter hängen lässt, wenn sie nun für einige Wochen nicht gegossen wird, der Hund oder die

Katze um den Futternapf kreiste und Sie anbettelte, wenn sie nur einmal statt drei Mal am Tag etwas in der Schüssel vorfänden. Und doch gehen viele davon aus, dass unser Körper es protestlos hinnähme, wenn wir ihn nun plötzlich von den gewohnten 2500 kcal (wer Ernährungsprotokoll führt, weiß, dass das nicht schwer zu erreichen ist!) auf die Hälfte, ein Drittel oder gar noch weniger zurücksetzten. Der Körper hat die Tendenz, das Gewohnte einzufordern, und er macht das oft mit einer erstaunlichen Vehemenz!

Einen Essanfall, wie er oben beschrieben wurde, wieder in Griff zu bekommen, bedarf schon etwas mehr an Energie und Zeit. Aber selbst dann wäre es unnötig zu sagen: „Jetzt ist alles verloren!" Das Beispiel einer Frau, die durch ein dramatisches Ereignis aus dem Programm geworfen wurde, zeigt das:

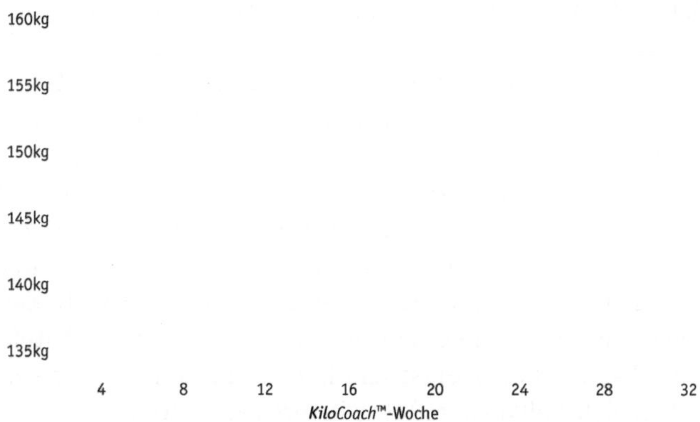

Hier sieht man einen etwas bewegteren Verlauf. Aber man erkennt genau den Zeitpunkt der Krise. Doch auch wenn dieser mit 3 kg neuerlicher Gewichtszunahme verbunden war, die Frau schaffte es, das Programm wieder aufzunehmen und nahm weiter ab, als wäre es nie unterbrochen worden. Sie feierte vor kurzem ihr 25stes Kilo. Aus dieser Perspektive also ist der Rückfall verschwindend gering, und niemand würde angesichts dieser Kurve annehmen, dass das Ereignis Anlass genug gewesen wäre, das Programm aufzugeben!

Falle 4: Man hat die Protokollführung unterbrochen

Zu viele Termine, so viele Snacks zwischendurch, dass man den Überblick über das Gegessene verloren hat, ein Tag, an dem sich das Protokoll nicht vervollständigen hat lassen - all das kann Anlass sein, das Ernährungsprotokoll überhaupt aufzugeben. „Jetzt stimmt ja ohnehin alles nicht mehr, soll ich überhaupt noch weitermachen?", fragen Sie sich da vielleicht. Ja, sie sollten unbedingt weitermachen! Ideal wäre es, für zwei Monate oder zumindest vier Wochen ein lückenloses Ernährungsprotokoll zu haben, aber selbst eines mit Lücken bietet Ihnen noch immer mehr an Information als gar keines. Dabei sollten Sie darauf achten, wenigstens die begonnenen Tage zu vervollständigen. Jeder ganze Tag bietet Ihnen eine vollständige Analysemöglichkeit.

Interessant ist es auch zu wissen, wie sich die Tage, die nicht protokolliert werden, von den anderen Tagen unterscheiden. Ist die Protokollführung unterbrochen worden, weil Sie hier einmal ganz anders gegessen haben? Oder waren es andere Gründe, die Sie von Ihrem Ernährungsprotokoll abgehalten haben? Wenn angenommen werden kann, dass die Ernährung sich nicht wesentlich von den protokollierten Tagen unterscheidet, ist auch eine Übertragung der Auswertungen auf die ausgesparten Tage ohne größere Verzerrung möglich. Das Argument, jetzt „stimme eh alles nicht mehr", ist somit nicht mehr richtig.

Falle 5: Ich habe trotz besten Bemühens und wirklich konsequenten Einhaltens meines Tagesplanes noch kein Dekagramm abgenommen

Auch das ist möglich. Und wenn diese Situation eintritt, ist sie verständlicherweise mit größter Frustration verbunden, da durch das Einhalten des Tagessollwertes sehr große Hoffnungen geweckt werden. Und oft zeigt dann die Durchsicht der Daten, dass diese Mitglieder bereits Profis sind, denen man nicht mehr allzu viel raten kann. Sie haben eine beneidenswerte Kalorienbilanz, sie bewegen sich viel, ihre Ernährung ist ausgewogen, der Anteil an Vitaminspendern (Obst und Gemüse) ist sehr hoch, sie essen sehr fettarm, und es finden sich auch viele Vollkornprodukte in ihren Protokollen.

Ich kann Sie zunächst einmal beruhigen: Das Programm funktioniert mit einer ganz großen Verlässlichkeit. Wenn sich ein Protokoll findet, wie ich es soeben beschrieben habe, bin ich sicher, dass sich etwas getan hat. Leider aber sind oft keine Gewichtsangaben und auch keine anderen Parameter eingetragen. Messen Sie auch den Bauchumfang und bestimmen Sie das Körperfett, wenn Sie eine Möglichkeit dazu haben! Oft rührt sich zunächst hier etwas, ohne dass man noch einen Effekt auf der Waage sieht. Aber es kann bei dieser Protokollführung gar nicht anders sein, als dass auch einmal der Zeiger der Waage folgt.

Zwei Faktoren, die den Zeiger der Waage scheinbar an seinem Platz festnageln können: Wenn sich Ihr Bewegungsverhalten seit dem Start des Protokolls sehr geändert hat, dann könnte es sein, dass Sie nun Muskel aufgebaut haben, der schwerer wiegt als Fett. Sie haben also Fett abgebaut, aber Muskel gewonnen und in Summe zeigt sich auf der Waage kein Effekt. Aber das wäre bereits eine wünschenswerte Veränderung und das schafft die besten Voraussetzungen für das weitere Abnehmen, denn Muskel ist unser stoffwechselaktiver Körperanteil, und je mehr wir davon haben, desto mehr verbrauchen wir einfach an Kalorien. Eine Körperfettbestimmung würde diese Veränderung aufzeigen können und anzeigen, dass sich die Anstrengungen lohnen.

Der zweite Faktor: Halten Sie einen sehr regelmäßigen und sehr niedrigen Tagessollwert ein? Das ist oft weniger günstig als eine etwas unregelmäßigere tägliche Kalorienzufuhr, da der Körper sehr schnell auf Sparflamme schaltet. Isst man unregelmäßiger, wird diese Gegenregulation etwas ausgetrickst. Es könnte aber sein, dass es schwieriger für Sie ist, einmal mehr, einmal weniger zu essen. Manche sehen sich dadurch wieder zum Mehressen verleitet. Für viele aber ist dies die leichtere und stressfreiere Variante.

Gelegentlich schreiben uns auch Mitglieder: „Ich habe noch nie so wenig gegessen, und doch habe ich kein Gramm abgenommen!". Wir sehen uns die Tagesprotokolle an und stellen fest: Mo: 300 kcal netto, Di: 150 kcal netto, Mi: 500 kcal usw. Eine solche Energiebilanz muss den Stoffwechsel auf ein Minimum drosseln! Auch hier würde zwar einmal der Zeiger der Waage nach unten nachgeben müssen, aber vermutlich sind Sie schneller wieder beim Essen. Eine solche Vorgehensweise ist oft nicht nur mit einem enttäuschenden Stillstand, sondern auch mit einem enorm hohen Risiko an Essanfällen verbunden. Also, genießen Sie Ihren Tagessollwert und schöpfen Sie Ihn ganz aus!

Falle 6: Ich habe abgenommen, aber jetzt stehe ich mit meinem Gewicht

Wer einmal abgenommen hat und es weiterhin schafft, im Programm zu bleiben, tendiert in dieser Situation weniger dazu aufzugeben, als vielmehr einen Experten um Rat zu fragen. In diesem Sinne ist diese letzte Situation nicht mehr wirklich gefährlich. Dennoch ist auch sie mit großer Frustration verbunden.

Dass eine Gewichtsabnahme immer langsamer vor sich geht, je weiter man sich dem Normalgewicht annähert, hat mehrere, teils rein mathematische, teils physiologische Gründe. Eines unserer Mitglieder hat dies so treffend als den „Gummiboden der Gewichtsabnahme" bezeichnet. Nun, auch wenn das *KiloCoach*™-Programm mit seinem speziell entwickelten dynamischen Tagessollwert (Näheres dazu in den Programmanleitungen) dieses Phänomen des immer langsameren Abnehmens zu begegnen versucht, ganz zum Verschwinden bringen konnten auch wir es nicht (Die erste Verlaufskurve zeigt dies sehr schön). Was wir in solchen Situationen raten, ist ein Wechsel einer bestimmten Gewohnheit. Etwa: Wenn Sie bisher zu sehr auf Ihren Tagessollwert konzentriert waren, nun einfach nur auf die Getränke zu achten, ab einer bestimmten Uhrzeit nichts mehr zu essen, statt im Supermarkt am Gemüsemarkt einzukaufen (allein dadurch ändert sich schon die Palette der Lebensmittel, die man zur Verfügung hat), einmal nicht auf Vorrat zu kaufen, sondern genau das, was man im Augenblick essen möchte, eine Woche keine Bratpfanne zu verwenden, einmal nicht mehr die light-Produkte zu kaufen, sondern die „normalen", vielleicht sind Sie damit länger satt? Probieren Sie vieles und wechseln Sie die Strategien, so sammeln Sie erstens wertvolle Erfahrung und vermeiden, dass sich bestimmte Methoden leer laufen. So addieren Sie Erfolg um Erfolg, denn jeder neue Schritt wird möglicherweise eine kleine, aber weitere Gewichtsabnahme mit sich bringen.

Der Notfallkoffer

Martina Weissenböck

Die erste und wichtigste Maßnahme für alle Durchhänger, Rückfälle und Ausrutscher: Ruhe bewahren und weitermachen! Es ist nichts, überhaupt nichts verloren!

Es gibt nichts, das Sie endgültig aus der Bahn werfen kann. Wenn beim Billardspielen die Kugel unabsichtlich vom Tisch gestoßen wurde, legt man sie wieder hin und spielt weiter.

Treffen Sie die Entscheidung zum Wiedereinstieg!

Wenn Sie Ihr Programm für kurze Zeit unterbrochen haben, zeigen Sie Verständnis für sich selbst. Sagen Sie sich so etwas wie: „Ich akzeptiere, was – aus welchen Gründen auch immer – passiert ist und starte jetzt mit voller Energie wieder neu". Vorwürfe bringen nichts, sehr wohl aber ein liebevoller Umgang mit sich selbst. Das ist Seelennahrung, die sich langfristig auch auf Ihre Figur positiv auswirkt.

Um sich den Umstieg zu einem neuen Anfang zu erleichtern und schwierige Momente leichter zu überstehen, greifen Sie zu Ihrem Notfallkoffer, den Sie für solche Situationen gleich im Voraus packen sollten. Er kann alles enthalten, was Ihnen gut tut und hilft, ruhig zu bleiben, sich wieder auf Ihr Ziel zu konzentrieren und auf unerwünschte Gefühle anders als mit Essen zu reagieren. Hier sind ein paar Vorschläge, die Sie übernehmen können, wenn sie für Sie passen:

Der Notfallkoffer

- Formulieren Sie Sätze, die Selbstakzeptanz, Verständnis oder Trost ausdrücken: „Ich kann es schaffen, mein Ernährungsverhalten langfristig umzustellen" oder „Ich bin in Ordnung so wie ich bin" oder „Ich bin ein wertvoller Mensch" usw.
- Sammeln oder zeichnen Sie Bilder, die zu Ihrem Ziel passen, vielleicht Fotos auf denen Sie Ihre Wunschfigur haben, Symbole oder Kleidungsstücke, in die Sie wieder hineinpassen möchten.
- Legen Sie sich Dinge zurecht, die angenehm für Sie sind (ein duftendes Badeöl, Ihre Lieblings-CD, ein anregendes Buch, ein gute Zigarre...)

- Erstellen Sie eine Liste von Tätigkeiten und Übungen, die Ihnen gut tun (Entspannungsübungen, Yoga, spazieren gehen, ins Kino gehen, ein Kartenspiel ...)
- Listen Sie erlaubte Lebensmittel für den Heißhunger auf, oder geben Sie diese direkt in Ihren Koffer
- Denken Sie an Menschen, die für Sie hilfreich sind und die Sie anrufen, anmailen oder treffen können. Sie können deren Namen, Fotos oder Erinnerungsstücke, die Sie mit ihnen verbinden, in den Koffer packen.

Sie können das Ganze aber auch viel „medizinischer" angehen. In jedem richtigen Notfallkoffer befinden sich Dinge, die vor allem dazu dienen, drei Lebensfunktionen wieder herzustellen: die Atmung, den Kreislauf und das Bewusstsein. Was hat Ihnen den Atem genommen? Was gibt Ihnen diesen wieder zurück? War das bisherige Programm vielleicht gar nicht „mit dem Leben vereinbar?" Was bringt wieder Bewegung in die Sache? Oft kann durch einfache Änderungen Festgefahrenes wieder mobil gemacht werden. Wo mangelt es an Bewusstsein? An Wissen? Wo kann ich Information im Bedarfsfall erhalten? Auch nach diesen Gesichtspunkten lässt sich ein Notfallkoffer zurechtlegen.

Gestalten Sie Ihren persönlichen Notfallkoffer so wie es Ihnen Spaß macht. Es kann tatsächlich ein kleiner Koffer sein oder eine schöne Schachtel, ein Korb oder eine Lade, oder er kann auch nur in Ihren Gedanken existieren. Hauptsache Sie können darauf zugreifen, wenn es notwendig ist. Damit sind Sie für mögliche gefährliche Situationen gut gerüstet, und Sie werden sehen, dass die Durchhänger und Ausrutscher mit der Zeit immer seltener und weniger massiv auftreten, weil Sie gelernt haben, damit gut umzugehen.

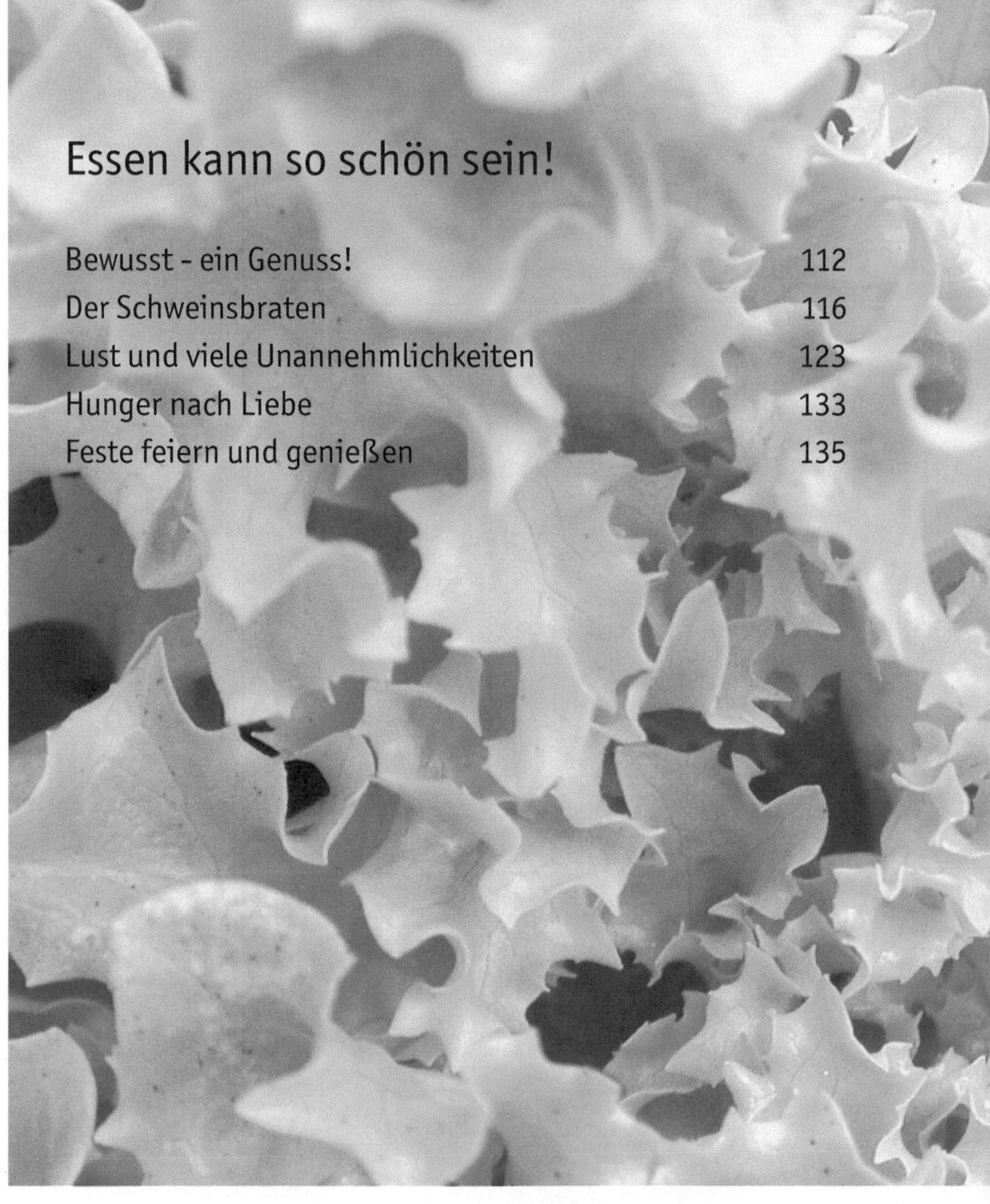

Essen kann so schön sein!

Bewusst - ein Genuss! 112

Der Schweinsbraten 116

Lust und viele Unannehmlichkeiten 123

Hunger nach Liebe 133

Feste feiern und genießen 135

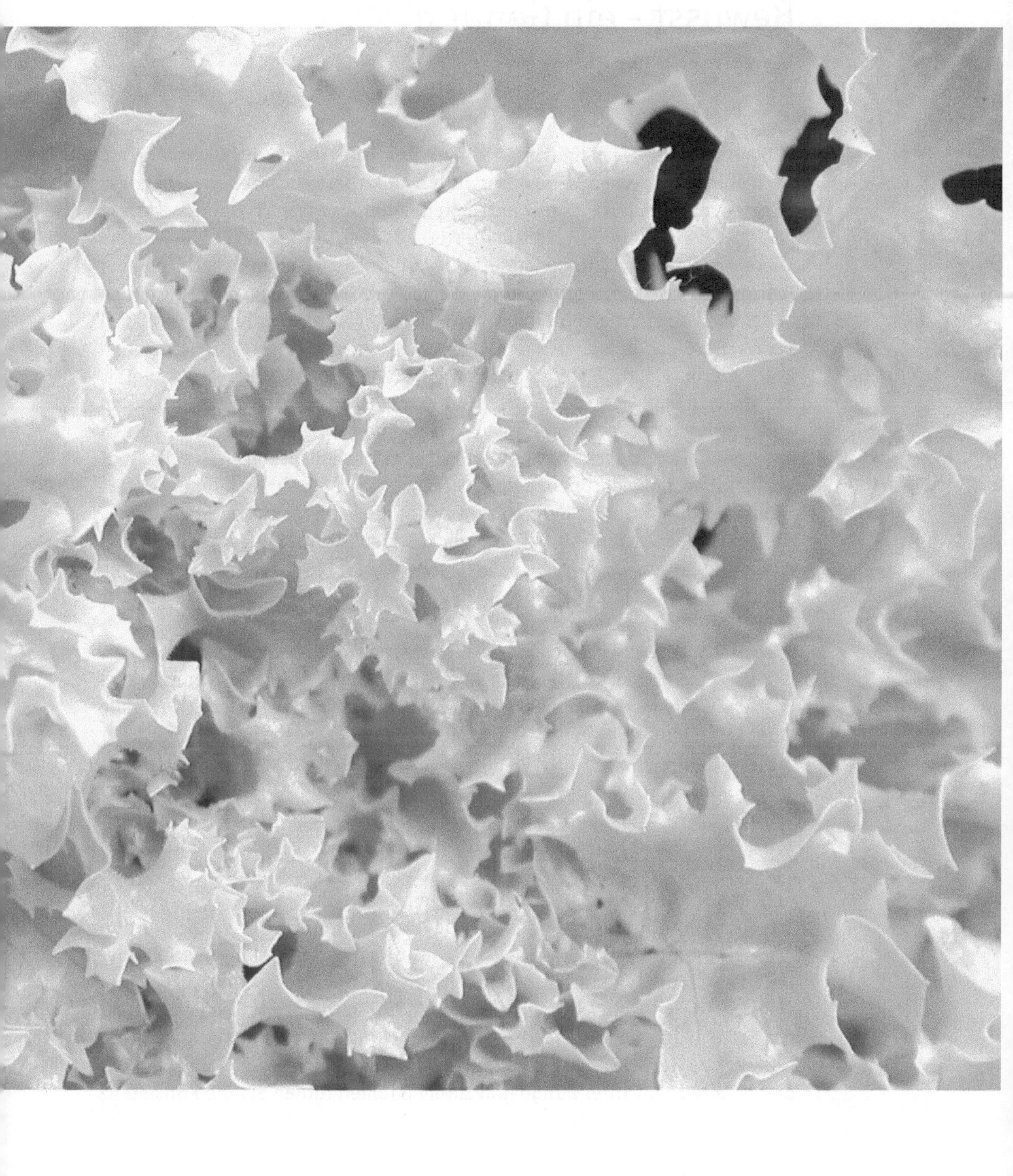

Bewusst - ein Genuss!

Martina Weissenböck

Bewusst essen, was heißt das schon? Kontrolliert und auf Gramm genau nach einem Plan essen? Durch und durch kalkuliert nach den D-A-CH- oder anderen ernährungswissenschaftlichen Referenzwerten? Oder: bedrückt im Gedanken an leidende, blutende Tiere? Schwebend im Gedanken an freie energetische Schwingungen, denen Sie mit einer speziellen Behandlung der Nahrungsmittel zum Durchbruch verhalfen? Es sich wieder mal gut gehen lassen und so richtig reinhauen beim „Grünen Anton" drüben? "Bewusst" kann, wie diese Beispiele zeigen, vielerlei heißen. Und selbst wenn man unter diesen vielen Gesichtspunkten nur den hedonistischen gelten lässt, das Kriterium des Genusses - was für den einen Genuss ist, muss es für den anderen noch lange nicht sein! Und außerdem will und soll dieses Buch das Abnehmen fördern, zumindest erhebt es den Anspruch. Ist es da nicht blanker Zynismus, darüber zu diskutieren, ob nun die Sahne oder die Crème fraîche in die Soße gerührt werden soll, aufgeschlagen, oder ganz ungerührt? Ganz im Gegenteil: Eine der wichtigsten Strategien beim Abnehmen ist das Genießen!

Ein Fest für die Sinne ...

Lassen Sie uns ein kleines Experiment machen: Stellen Sie sich vor, Sie beißen von einem Apfel ab (wenn Sie keine Äpfel mögen, wählen Sie eine andere Frucht). Was erleben Sie dabei? Wenn Sie nun nicht in ekstatische Zustände geraten, in ein nicht mehr zu bremsendes Verlagen nach diesem Apfel oder dieser Frucht, probieren Sie Folgendes:

Stellen Sie sich einen Apfel vor. Sehen Sie ihn vor Ihrem geistigen Auge, seine Form, seine Farbe, die Maserung, den Stängel. Jetzt nehmen Sie den Apfel in ihrer Vorstellung in die Hand. Fühlen Sie die glatte Oberfläche, die runde Form und das Gewicht des Apfels auf Ihrer Hand? Während Sie ihn zum Mund führen, können Sie vielleicht schon die Vorfreude auf den ersten Bissen spüren und ahnen, welches Geschmackserlebnis er Ihnen bescheren wird. Vielleicht läuft Ihnen schon das Wasser im Mund zusammen. Wenn Sie dann schließlich hineinbeißen, hören Sie das typische Krachen, der Saft spritzt heraus und rinnt in Ihren Mund, sie riechen den frischen, säuerlichen Geruch und schmecken die süß-säuerliche, leicht zimtige Note dieses Apfels. Mit Ihrer Zunge und Ihrem Gaumen fühlen Sie die Konsistenz des Apfelstücks, die glatte Schale und das Fruchtfleisch. Sie bewegen es im Mund hin und her und zerkleinern es mit Ihren Zähnen. Wie verändert sich dabei der Geschmack? Langsam werden die Stücke immer kleiner, bis nur noch Mus vorhanden ist, das Sie hinunterschlucken und Sie spüren, wie es in Ihren Rachen rutscht ...

Haben Sie den Unterschied wahrgenommen? Abbeißen ist nicht gleich abbeißen. Man kann es nebenbei machen, dabei an etwas anderes denken, man kann es ganz schnell vollziehen oder aber es zelebrieren und mit allen Sinnen wahrnehmen, voll dabei sein und dadurch weit größere Befriedigung aus dem Essen ziehen.

Wiederholen Sie das Experiment jetzt mit einem realen Apfel oder einem Stück Ihrer Lieblingsspeise. Was nehmen Sie dabei wahr? Welche Nuancen an Geschmack, Geruch, Beschaffenheit und Aussehen der Speise fallen Ihnen dabei auf? Was bietet dieses Stück Ihren einzelnen Sinnen an Wahrnehmung?

... verspricht tiefe Befriedigung ...

Je mehr wir eine Speise genießen, desto stärker befriedigt sie uns. Das bedeutet, dass wir viel weniger zu uns nehmen, weil auch unser Appetit gestillt ist und nicht nur unser Hunger. Und genau darum geht es beim Essen: Nicht nur satt sein ist das Ziel, sondern Befriedigung. Probieren Sie es aus: Wählen Sie die Speisen aus, auf die Sie wirklich Appetit haben und verschlingen Sie diese nicht. Lassen Sie sich Zeit. Genießen Sie ganz bewusst jeden einzelnen Bissen. Genießen sie dieses Satt-Werden der Geschmacksnerven in der Zunge, der Riechzellen in Ihrer Nase, der Augen beim Anblick einer glänzenden, prallen Traube!

Um die Bedürfnisse unseres Körpers zu erspüren, ist es notwendig, vor dem Essen innezuhalten und sich zu fragen: Worauf genau habe ich Appetit? Auf etwas zu essen oder etwas zu trinken? Etwas Heißes oder etwas Kaltes? Etwas Weiches, Knuspriges oder Knackiges? Etwas Salziges, Süßes, Saueres? Versuchen Sie zu bestimmen, was Ihr inneres Bedürfnis ist und folgen Sie diesem. Unser Körper weiß erstaunlich genau, was wir brauchen und vermittelt uns die entsprechenden Hungersignale. Wenn wir diesen Botschaften ohne Gewissensbisse folgen, dann merken wir plötzlich auch, wenn es genug ist, wenn etwas nicht wirklich schmeckt. Falls wir aber diesen spezifischen Appetit unterdrücken, dann führt er früher oder später zu Überreaktionen, d.h. wir verschlingen die heiß ersehnte Speise oder stopfen etwas anderes lustlos in uns hinein, ohne uns davon befriedigt zu fühlen. Je mehr wir unseren eigenen Geschmack kennen und ihm zu seinem Recht verhelfen, desto resistenter werden wir auch gegen Verlockungen von außen. Speisen und Getränke, die Sie sehen oder riechen, so verlockend sie auch wirken, in Wirklichkeit aber nur wertloser Ballast sind, verlieren damit Ihre verführerische Wirkung.

Vertrauen Sie auf das Wissen ihres Körpers. Erinnern Sie sich daran, als Sie sich das letzte Mal richtig körperlich verausgabt haben? Da haben Sie genau gespürt, was Ihnen im Augenblick gut getan hat. Wahrscheinlich war es etwas Herzhaftes.

... und nicht nur beim Essen.

Es kommt noch besser: Essen sollte zwar eine Quelle der Lust für uns sein, aber keinesfalls die einzige! Wenn Essen die einzige Freude in unserem Leben ist, könnte dies dazu führen, dass wir wiederum Bedürfnisse und Erwartungen mit dem Essen befriedigen, die eigentlich nichts damit zu tun haben. Achten Sie darauf, dass Sie genug Schönes zu sehen, Angenehmes zu spüren, Harmonisches zu hören und Feines zu riechen bekommen. Eine erotische Begegnung, ein Sonnenuntergang, schöne Musik, ein duftendes Schaumbad usw., der Geruch des Haares, ein langsam rollender Ball am liegenden Bauch ...

Doch zurück zum Genuss des Essens: Wenn Sie sich für eine Speise entschieden haben, dann genießen Sie diese ganz bewusst. Konzentrieren Sie sich ganz auf das Essen, ohne nebenbei etwas anderes zu tun. Setzen Sie sich nieder und schaffen Sie eine angenehme Atmosphäre. Richten Sie das Essen ansprechend auf dem Teller zurecht, denn wie Sie wissen, isst das Auge mit. Vermeiden Sie Streitgespräche bei den gemeinsamen Malzeiten, da jede Ablenkung die Kalorienzufuhr erhöht. Essen Sie langsam. Legen Sie das Besteck nach jedem Bissen nieder. So können Sie überprüfen, ob Sie überhaupt noch Appetit haben oder ob Ihr Körper schon genug hat. Essen Sie das Beste zuerst und hören Sie einfach auf, wenn Sie satt sind. Lassen Sie die Reste am Teller liegen, auch wenn das Ihrer Erziehung widerspricht. Hören Sie auf, auch wenn Sie noch eine Kleinigkeit vertragen könnten. Es dauert 20 Minuten, bis Sie die Sättigung spüren können.

Nach dem Essen genießen Sie die Wärme und angenehme Leichtigkeit im Bauch. Wie fühlt sich das Gefühl der Sattheit für Sie an? Und wie ist der Unterschied zum Gefühl, zu voll zu sein? Lassen Sie sich von Ihrem Körper sagen, welche Wirkung die gegessene Speise für Sie hat. Wie ist Ihr Energiepegel unmittelbar nach dem Essen und auch in den nächsten Stunden? Wie reagiert Ihre Verdauung, Ihre Stimmung?

Achtung, in Ihrem Mundwinkel ist noch ein kleines Stücken des Apfels oder der Frucht von vorhin liegen geblieben! Wischen Sie es nicht weg! Lassen Sie sich dieses wegküssen! Geben Sie auch anderen von diesem Gefühl des Sattseins, lassen Sie auch andere das Erlebnis von: Das war gut!

Der Schweinsbraten

unter Mitwirkung von Christian Aspalter, Martina Weissenböck

Diesmal geht es um eine echte österreichische Leibspeise: den Schweinsbraten. Wir werden das Thema, so wie einen richtigen Schweinsbraten auch, mehrmals im Saft herumdrehen und aus mehreren verschiedenen Blickwinkeln ganz kritisch begutachten, damit schließlich etwas Ordentliches auf den Tisch kommt!

Mythen des Alltags: Schweinsbraten
Christian M. Aspalter

> *„Oh ihr, die ihr glaubt, esst von den reinen/sauberen/guten Dingen, die Wir euch beschert haben und danket Gott, so ihr wirklich Ihm dient. Verboten hat Er euch nur Verendetes, Blut, Schweinefleisch und das, worüber ein anderer als Gott angerufen worden ist."*
> *(aus: Koran: Sure 2,172-178)*

> *„Und bist Du noch so zicklich, Dein Schweinebraten macht mich glücklich ..."*
> *(aus: „Großmutters Kochbuch")*

Obelix heult. Er sitzt (zusammen mit Asterix, Idefix und einem Gentleman) am Tisch in einem Wirtshaus in Britannien unweit der Küste. Das Wirtshaus, heißt „Zum lachenden Wildschwein". Das hat bestimmte Erwartungshaltungen in ihm geweckt, die der Wirt sichtlich nicht erfüllen kann. Er serviert – wie bestellt – „Wildschwein". Doch das ist gekocht und mit Pfefferminzsoße verfeinert. Obelix heult.

Kaum ein Nahrungsmittel ist so umstritten wie der Schweinsbraten – so lautet in Österreich, im südlichen Deutschland und in der Schweiz die Bezeichnung für Schweinebraten. Die kulturellen Konnotationen, die mit dem Verzehr eines „Bratls" einhergehen, sind unübersehbar. Befürworter wie Gegner des Schweinsbratens geraten alleine schon beim Anblick des saftigen Stück Bratfleisches in emotionale Rage: phantastisch, ekelhaft, knusprig, krebserregend, endlich: reichlich, zu üppig, saftig, fett, wie aus Omas Küche, gar nicht wie aus Omas Küche etc.

Auch Obelix lässt Schweinsbraten nicht kalt. Das bei ihm in Gallien traditionell einfach über offenem Feuer gebratene Schwein haben die Briten in ihrem zivilisatorischen Überschwang völlig verhunzt. Nichts mehr an ihrem

Wildschwein erinnert an Heimat, Geborgenheit. An das Sättigungsgefühl beim Dorffest bei dem die professionellen Sänger schweigen und die vertraute Menge wohlig grölt. Keine Kruste, kein triefender Saft, keine Völle, nur noch kulturelle Verfeinerung, Entfremdung bis zur Unappetitlichkeit.

Menschliche Nahrungsaufnahme lässt sich nicht auf einen rein physiologischen Prozess beschränken. Mit ihr verbindet sich eine Fülle symbolischer Bedeutungen. Man braucht dazu nicht erst völlig unterschiedliche Kulturkreise oder Religionen zu befragen. Eine Geschichte der „gedeckten Tische Europas" gäbe darüber ebenso eindeutig Aufschluss wie eine Geschichte pathologischer Essstörungen. Fettes und reichliches Essen galt, so berichtete noch mein Großvater, in Zeiten akuten Nahrungsmangels als Ausdruck von Reichtum und Schaffenskraft. Deshalb habe man unmittelbar nach dem Ersten Weltkrieg kein mageres Stück Fleisch auf einem „ordentlich" gedeckten Tisch gefunden.

Den hohen Status als Nahrungslieferant hat das Schwein in unserem Kulturkreis im Wesentlichen durch seine frühe Domestikation (sofort nach Schaf und Ziege bzw. Hund) vor ca. 9.000 Jahren und durch die hohe Ausschlachtungsquote von über 80 %. Im Vergleich dazu kommt ein Rind lediglich auf max. 71 %. Das Schwein hat somit auf eine höchst ökonomische und lange Tradition als Nahrungslieferant zu verweisen.

Gerade Schweinsbraten ist mehr als Nahrungslieferant. Er ist zum mythischen Alltagsobjekt aufgestiegen, zur Symbolfigur eines eindeutigen, unverfälschten aber einfachen Geschmacks und damit der einfachen Welt. Das ist sehr traditionell, um nicht zu sagen konservativ. Aber auch widerspenstig und zeitgeistig, denn er ist damit ganz automatisch – wie wir schon bei Obelix gesehen haben – ein erbitterter Globalisierungsgegner des verfeinerten Geschmacks. Ja, der Verzehr von Schweinsbraten hat in unserer hoch ausdifferenzierten Gesellschaft etwas durchaus Archaisches an sich, das uns den Glauben an eine noch heile, ganze und sehr einfache Welt zufriedenstellend vorgaukelt. Um diese Funktion nicht zu verfehlen, hat er jedoch unverfälscht und wiedererkennbar zu sein. Pfefferminzsoße hin oder her, Schweinsbraten muss Schweinsbraten bleiben! Genau so, und nur so könnte auch Obelix wieder mit der Welt ausgesöhnt werden.

Daheim sein und in der Welt zugleich – das Erlebnis des Schweinsbratens

Martina Weissenböck

Gerne erinnern wir uns an die Familienbesuche bei der Großmutter: Wenn die Kirchenglocken in der Mittagssendung „Autofahrer unterwegs" läuteten, roch es bereits in der ganzen Wohnung nach dem herrlichen Schweinsbraten, der im Backrohr bruzelte. Wir alle freuten uns auf die knusprige Kruste, auf den würzigen Geschmack nach Kümmel und Knoblauch, das saftige Fleisch, dazu das obligate Kraut, die Knödel und den würzigen Bratensaft. Noch jetzt läuft uns bei der Erinnerung daran das Wasser im Mund zusammen.

Ist es die Kombination aus knuspriger Kruste und saftigem, zarten Fleisch? Ist es die Intensität des Geschmacks? Das Würzige des Geruchs? Oder könnte es sein, dass zu dem einzigartigen Geschmackserlebnis, das den Schweinsbraten kennzeichnet, noch etwas anderes kommt? Ist es nicht auch das Drumherum, das ihm seine Bedeutung verleiht und das in unserer Erinnerung fest mit dem Geschmack verwoben ist?

Das Besondere beginnt schon mit der Vorbereitung, die einem kleinen Ritual gleichkommt: das Einschneiden und Bespicken mit Knoblauch, das Umdrehen im Rohr und immer wieder mit Bier begießen, damit die Schwarte Blasen wirft und die richtige Farbe bekommt. Diesen Aufwand betreibt man meist nur für einen besonderen Anlass: die Zusammenkunft der Familie oder die Einladung von Freunden. Der Schweinsbraten steht für Geselligkeit, für Zusammengehörigkeit und dafür, dass wir in der Gesellschaft wichtig sind. Noch lange nach dem Wiederaufbau einer zerstörten Kultur galt der Schweinsbraten als Zeichen des wieder gewonnen und vor allem selbst geschaffenen Wohlstands. Zugleich mit dem Gefühl der Geselligkeit und der Bedeutung ist mit dem Schweinebraten die Vorstellung verbunden, so richtig satt zu werden. Ein eventuell aufkeimendes schlechtes Gewissen wird in dieser Situation buchstäblich und leicht unter den Tisch gewischt.

Sollte es also gelingen, den Schweinebraten aus unserer Liste heiß begehrte Speisen zu streichen, stellt sich die Frage, ob wir das Wohlgefühl, das den Schweinsbraten umgibt, von diesem abkoppeln können. Wie sonst könnte man eine ähnliche Atmosphäre herstellen, ohne sich um die Figur Sorgen machen zu müssen? Wäre es nicht möglich, sich einmal ganz einfach darauf zu konzentrieren, dass wir gerade jetzt gemütlich zusammensitzen, und eben das so richtig zu genießen? Ja, auch den Umstand, dass wir eine Bedeutung für andere haben? Das geht durchaus auch mit einem liebevoll zubereiteten, kalorienärmeren Mahl, einem verlockend gedeckten Tisch und dem Bewusstsein davon, was uns in diesem Moment das Wichtigste ist. Vielleicht gelingt uns auch noch zum Ausdruck zu bringen, dass uns dieses Beisammensein wichtig ist? Mit einer kleinen Anmerkung wie z.B. folgender: „Schön, dass Ihr da seid!", „Ach, ist das schön, so mit euch zusammen zu sitzen!"

... gsoizn und pfeffat
haum s as
dinst aufdischt und
gfressn
zu an seidl bia
zu an grigl bia
bis auf d bana ognogt
haum s as....
(aus: Gerhard Rühm, Dialektgedichte)

Warnung des Gesundheitsministeriums:
Essen kann Ihre Gesundheit gefährden!

Fleisch zählt zu den ältesten und beliebtesten Lebensmitteln. Lange Zeit galt die Menge des Konsums als Wohlstandsbarometer: Je höher das Einkommen, umso mehr Fleisch wurde gegessen. In Mitteleuropa hat sich der Fleischverbrauch in den vergangenen 200 Jahren verdreifacht. Fleisch ist zur Massenware geworden.

Ernährungsphysiologisch betrachtet ist Fleisch ein Lebensmittel hoher Qualität. Es liefert uns lebensnotwendiges Eiweiß in günstiger Zusammensetzung. Aus Fleisch kann der menschliche Organismus mehr körpereigenes Eiweiß aufbauen als aus pflanzlichen Lebensmitteln. Mageres Fleisch enthält bedeutende Mengen wichtiger Mineralstoffe und Vitamine in einer Form, die wir besonders gut aufnehmen und verwerten können. Im Schweinefleisch sind dies Vitamin A, D, E und vor allem die B-Vitamine, speziell Vitamin B1, Zink und Eisen. Vitamin B1 ist wichtig für die körperliche und geistige Leistungsfähigkeit und auch für das Nervensystem. Zum Vergleich: in einem Schweinefilet von 100 Gramm befindet sich etwa der Tagesbedarf von Vitamin B1, von Rinderfilet oder Kartoffeln benötigt man fast ein Kilogramm, um den Bedarf abzudecken.

Mit zunehmendem Fettgehalt im Fleisch sinkt jedoch das günstige Verhältnis von Nährstoffen zu Energiegehalt rapide und die weniger günstigen Seiten des Fleischkonsums gewinnen an Bedeutung. Zuviel Fett – speziell gesättigte Fettsäuren, zu viele Kalorien, Purine, Cholesterin und Salz beeinflussen unsere Gesundheit negativ, die Folgen sind Übergewicht, Herz-Kreislauferkrankungen, Rheuma und Gicht. Wir wollen den Braten nicht noch weiter umdrehen und bis zu Antibiotika- und Hormonrückständen durchdringen. Es geht hier schließlich um den Genuss!

Der Fettgehalt von Fleisch wurde durch spezielle Züchtungen und veränderte Fütterung kontinuierlich gesenkt, sodass es heute durchaus möglich ist, fettarme Fleischspeisen zu genießen. Für den Schweinsbraten trifft dies aber nicht zu. Er wird bewusst aus den fetteren Fleischteilen des Schweins wie Bauch, Schulter oder Schopf zubereitet. Auch wenn der Schweinsbraten in manchen Kalorienzählprogrammen als kalorienarmes Gericht angepriesen wird und in manchen Betriebskantinen oder Spitalsküchen fast wöchentlich als graues, trockenes Scheibchen serviert wird – der richtige Schweinsbraten darf keinesfalls zu mager sein, wenn er seinen typischen Charakter behalten soll. Schließlich fungiert das Fett als Verstärker und Träger des erwünschten Geschmacks. Mediziner und Ernährungsfachleute möchten den Braten daher zwar nicht vollkommen vom Speiseplan entfernen, ihm aber wieder jenen Stellenwert einräumen, den er ursprünglich hatte: der Schweinsbraten soll als Festmahl, zu speziellen Anlässen, also selten auf dem Esstisch landen.

Laut einer aktuellen Studie von Kreutzer, Fischer & Partner liegt der Schweinsbraten an fünfter Stelle unter den Lieblingsgerichten der Österreicher. Im Vergleich zu 1998 hat er damit zwar an Beliebtheit eingebüßt und zwei Plätze verloren, aber er zählt speziell bei Älteren zu den traditionellen Sonntagsgerichten. Am besten schmeckt der Schweinsbraten zu Hause im Familien- oder Freundeskreis. Gerne wird er aber auch im Wirtshaus oder speziell beim Heurigen gegessen. Der bayrische Kabarettist Gerhard Polt ist der Meinung, dass ein Schweinsbraten, der seinen Namen verdient, jedenfalls unter würdigen Bedingungen zu sich genommen werden müsse, ein Gericht sei, dass man zelebriert. Ein Schweinsbraten sei kein Gericht für Singles, sondern brauche Gesellschaft und vertrage sich nicht mit Rock und Pop. Warum aber eigentlich nicht? Warum sich nicht einen Teenager vorstellen, der am Eingang einer Disco lehnt und genüsslich den Knochen eines Koteletts abnagt? Schwieriger wird es, sich eine Heurigenrunde mit einem Big Mac in der Hand vorzustellen, aber auch das hat etwas Archaisches. Vielleicht hat es also doch andere Gründe, warum bestimmte Gerichte so stark mit bestimmten Situationen oder Personenkreisen verwoben sind? Für den Gastgeber in einer wirtschaftlich noch recht kargen Zeit schien der Schweinsbraten ein hervorragender Kompromiss zwischen Üppigkeit, Repräsentation und Kostspieligkeit gewesen zu sein. Der Braten ist nicht das Allerfeinste vom Schwein und doch lässt sich damit schon einiges auf den Tisch zaubern. Für eine größere Gesellschaft war dies allemal zweckmäßiger als die wertvolle Lende zu spendieren, wofür man vielleicht gleich zwei oder drei Säue hätte schlachten müssen. Dies könnte eine ganz einfache Erklärung dafür sein, dass der Schweinsbraten so gerne in größeren Gesellschaften aufgetischt wurde.

Die kalorienhältige Seite des Bratens
Oder: Gibt es zum Schweinsbraten eine gleichwertige Alternative?

Eine Portion Schweinsbraten liefert an die 422 Kalorien. Das ist schon keine Kleinigkeit. Nun kommen noch die Knödel dazu (das Kraut macht hier das Essen nicht fett) und vielleicht noch ein Bier, oder auch zwei, von einer Nachspeise sprechen wir lieber gar nicht mehr! Für einen solchen Hauptgang sind also 1.000 kcal zu veranschlagen (1 Portion Schweinsbraten, 2 Knödeln, Blaukraut, 1 Bier)! Das entspricht – je nach Körpergewicht - zwei bis zweieinhalb Stunden Laufen! Mit einer Torte als Nachspeise steigern Sie Ihren Aktivitätsbedarf noch ganz locker um weitere ein bis zwei Stunden! Vermutlich ist es also doch effektiver, ein wenig auf der Einfuhrseite zu sparen!

Wie oben bereits angedeutet worden ist, kann der Schweinebraten durchaus auch als magere Angelegenheit serviert werden. Eine Herausforderung für die Küche und den Gaumen, aber unter Umständen dennoch zufriedenstellend: Das Fett vom Bratensaft abschöpfen, den Fettrand entfernen. Das ist vor dem Braten vermutlich wenig lohnend, da sonst die Schmackhaftigkeit und Saftigkeit sehr zu wünschen übrig lassen – aber auch vor dem Servieren hat es noch einen Kalorienspareffekt. Ganz effektiv ist und bleibt: einfach nur die Hälfte von allem essen!

Vielleicht ist dies aber eine Gelegenheit, sich einmal etwas ganz anderes einfallen zu lassen? Die Alternativenliste des *KiloCoach*™-Programms liefert folgende sehr kalorienarme Ergebnisse: Krautwickel, gefüllt mit Faschiertem („Nun ja, für einen Festtisch nicht so sehr geeignet!"), Grillfleisch, gedünstet mit Soße – („Ganz zart vielleicht?"), Schweinsragout in Biersoße („Das klingt ja schon wieder ganz nach Heurigem, Bierfest oder so!"), Ragout mit Gemüse in Soße („Ganz kurz angebraten – und das Gemüse noch wirklich knackig?") – für ein Zehntel der Kalorien (auf 100g bezogen) und im letzten Fall ist die Beilage praktisch schon inbegriffen! Hier lohnt sich also Kreativität und es findet unter Umständen mehr Anklang als der Versuch einer Imitation, die aber nicht ganz so zufrieden stellt, weil man das Ergebnis einer Kopie unweigerlich an einem Original misst!

Lust und viele Unannehmlichkeiten

50 % der Bevölkerung in den industrialisierten Ländern ist übergewichtig. Mit jemand Übergewichtigem Sex zu haben ist also vermutlich nichts Seltenes. Und doch wird nur wenig darüber gesprochen, und vieles bleibt im Bereich der Mutmaßung und der Phantasie. Einige dieser Vorstellungen und Phantasien seien hier genannt und einmal etwas auf ihren Wahrheitsgehalt hin untersucht, bevor wir uns mehr den „nackten" Tatsachen zuwenden.

Behauptung 1: „Übergewichtige sind die sexuell Unbefriedigten"

Schon in der Antike wurde ein Zusammenhang zwischen Sexualität und Essbegierde hergestellt. E.H. Kisch schrieb 1873 in seiner Schrift „Die Fettleibigkeit der Frauen in ihrem Zusammenhang mit den Krankheiten der Sexualorgane", dass die Frauen Schleckermäulchen, denkfaul und träge seien und wenn sie sexuell unbefriedigt seien, sich gleichsam ihrer Bestimmung folgend dem übermäßigen Essen hingäben.

In einer ORF-Fernsehshow erzählt eine Frau von ihrer unbefriedigenden und beklemmenden, ja fast bedrohlichen Ehe, in der ihr nicht viel anderes übrig blieb, als sich mit Naschen zu befriedigen. Sie wurde dicker und dicker. Einmal die Ehe hinter sich gebracht und in einer neuen Beziehung stehend, die vor erotischer Anziehung sprüht, nimmt die Frau wieder ab und fühlt sich wie neugeboren. Dies ist sicher kein Einzelfall. Menschen, die aus Kummer, Langeweile oder Unerfülltheit essen, kennt wohl jeder.

Wenn man versucht, sexuelle Zufriedenheit zu bestimmen, sollte man sich davor hüten, dies an der Häufigkeit des Geschlechtsverkehrs zu messen. Wie eine Studie an einer bestimmten Patientengruppe (Frauen mit Ovarialzysten, Übergewicht und männlicher Behaarung) zeigte, war die Zufriedenheit mit der eigenen Sexualität drastisch eingeschränkt, ohne dass aber die Frequenz des Geschlechtsverkehrs reduziert gewesen wäre. Man hat weiters zu berücksichtigen, dass es insgesamt nicht gerade zum Besten mit der sexuellen Zufriedenheit steht. Wie eine Befragung von über 8.000 Personen zeigt, fällt die Zufriedenheit mit dem Sexualleben nach fünf Jahren Partnerschaft unter das eher-zufrieden-Level und erreicht es dann ein ganzes Leben lang nicht mehr.

Behauptung 2: „Übergewichtige sind die sexuell Verlangenden."

Für viele sind dicke Frauen der Prototyp der verlangenden und alles verschlingenden Frau, gierig und unersättlich, während Schlanke sich oft nur mit sich und ihrer Schönheit beschäftigen, dadurch entweder zu Abweisenden oder Abwesenden werden und den Sex ganz vergessen. Für die Richtigkeit dieser Vorstellung gibt es aber sehr wenig Belege. Und ich möchte ein zumindest genauso häufiges Gegenbild anführen: Dicke Frauen werden oft als mütterlich und Geborgenheit spendend empfunden. Eine These, die diese Widersprüche auf einen Nenner bringen könnte, aber sicher sehr gewagt ist, wäre: Dicke Frauen nehmen mehr und geben mehr, während bei schlanken Frauen sowohl geben als auch nehmen reduziert ist. Es wäre jedenfalls interessant, diese Annahme einmal zu überprüfen!

Behauptung 3: „Übergewichtige lehnen Sexualität ab, sind frigide oder impotent"

Sehr viel Aufregung verursachte eine Studie, die vom Forsa-Institut im April 2005 durchgeführt wurde. 1.000 deutsche Männer im Alter zwischen 31 und 69 Jahren wurden zu ihrer Bereitschaft zu sexuellen Abenteuern befragt. Es zeigte sich, dass die Männer umso weniger Lust auf Abenteuer hatten, je dicker sie waren. Es war aber nicht die Angst vor der eventuellen persönlichen Zurücksetzung oder die mangelnde Gelegenheit. Dicke Männer zeigten ebenso geringeres Interesse an Bordellbesuchen und geringeres Interesse an Telefon- oder Cybersex. „Dicke Männer müssen deshalb nicht weniger sexuell aktiv sein. Sie trauen sich aber offenbar Herausforderungen seltener zu", interpretierte man diesen Umstand. Genauso gut könnten aber auch mehr Treuebewusstsein oder stärkere Abhängigkeit postuliert werden.

Gute Studien zu sexueller Aktivität und Potenz sind sehr spärlich, doch Impotenz und Erektionsstörungen scheinen häufiger bei Übergewichtigen aufzutreten als bei Normalgewichtigen. Wichtig in diesem Zusammenhang ist zu wissen, dass Erektionsstörungen oft einige Jahre einer anderen Gefäßerkrankung (z.B. einer koronaren Herzkrankheit) vorausgehen. Der Zusammenhang liegt dabei auf der Hand: Ein gut funktionierendes Hirn, ein gut funktionierendes Herz und ein gut funktionierender Penis brauchen gute Durchblutung. Übergewicht stellt einen äußerst wichtigen Risikofaktor für das Entstehen von Gefäßerkrankungen dar, und eines der ersten betroffenen Organe im Rahmen von Gefäßveränderungen scheint also der Penis zu sein. Nicht zuletzt hat sich Viagra im Zusammenhang mit der Erforschung der medikamentösen Behandlung von Herzgefäßerkrankungen entwickelt. Eugene Shapiro und Harin Padma-Nathan bringen es in ihrem Buch „Der Potente Mann" auf den Punkt, wenn sie sagen: „Was gut ist fürs Herz, ist auch für den Penis gut!" (und umgekehrt – eig. Anm.) Die gute Nachricht:

Das Bemühen um eine gesündere Lebensweise rentiert sich auch noch, wenn einmal die Gefäße schlapp liegen: Eine Abnahme von 10 % des Körpergewichtes bringt laut einer italienischen Studie eine deutliche Verbesserung des Erektionsvermögens.

Behauptung 4: „Übergewichtige haben eine ausschweifende Sexualität und neigen zu 'abnormen' Sexualverhalten"

Von ausschweifender Promiskuität bis hin zur Neigung zu abnormem Sexualverhalten wurde bereits alles mit dem Dicksein in Verbindung gebracht. Fest steht: Dünn ist hier nur die Datenlage. Die oben genannte Studie unter dicken Männern scheint jedenfalls das Gegenteil zu belegen. So scheint mehr dafür zu sprechen, dass Dicke weniger sexuell aktiv sind als andere. Auch eine tatsächlich verstärkte Neigung zu Homosexualität oder anderen Formen der Sexualität (Sadomasochismus, Transvestismus u.a.) konnte bisher nicht nachgewiesen werden.

„Sex und Essen" oder „Sex statt Essen"?

Sex und Essen sind grundlegende körperliche Bedürfnisse und bei beiden handelt es sich um wichtige Quellen der Lust. Der Zusammenhang liegt also sehr nahe. Doch während die einen behaupten, dass ein gesteigertes Verlangen nach Sex und nach Essen praktisch eins seien, also Personen mit stark ausgeprägtem sexuellen Verlangen auch stark ausgeprägte Essbegierden hätten, denken andere, dass ein unerfülltes Sexualleben zum Daueresser mache und, im Gegenteil, erfüllter Sex vor Fressattacken schütze. Beide Annahmen haben etwas für sich und für beide lassen sich ganz sicher eine Reihe von Beispielen finden. Essen kann als Ersatz für ein unerfülltes Sexualleben dienen. Speisen und Getränke können aber auch sexuelles Verlangen steigern, man denke nur an solche, denen eine aphrodisierende Wirkung nachgesagt wird. Nicht selten werden Nahrungsmittel beim Sex als Stimulanzien verwendet. Etwas Fruchtiges, Nussiges, Fleischiges, ein schwabbeliges Weingelee, Trauben, Meerestiere (gar eine Auster), Sahne, wenn schon nicht im Bett oder sogar vom Körper des anderen genossen, so haben sie zumindest etwas sehr Sinnliches an sich und verleiten nicht selten zu erotischen Gedanken.

Wenn Sie aufmerksam unsere Sprache beobachten, werden Sie auch viele Verbindungen zwischen Essen und körperlichen Empfindungen erkennen: Ich hab dich zum Fressen gern! Ich habe sie aufgegabelt! Ein appetitlicher Hintern, eine erotische Frucht, ein Früchtchen, scharf sein auf etwas ...

Wandel des Ideals – von der Venus von Willendorf zum magersüchtigen Model

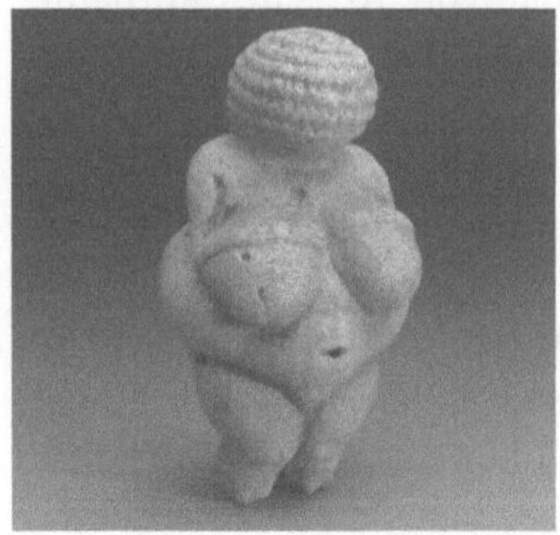

Venus von Willdorf, 22.000-24.000 v.Chr.

Galten früher dicke Frauen als Idol, und hatte man sich Göttinnen fast ausnahmslos mit üppiger Leibesfülle vorgestellt, so hat sich das Ideal drastisch gewandelt. Erstrebt wird jetzt der schlanke, jugendliche Körper, der weniger mit Mütterlichkeit als viel mehr mit Aktivität, Fitness, Dynamik und Karriere verbunden wird. Und der Druck, schlank zu sein, ist groß. Wir werden täglich überhäuft mit Bildern superschlanker Models, schließlich hören wir auch noch von Freunden und Bekannten, dass man doch abnehmen sollte, und den Rest geben uns die Mahnungen der Ärzte. Man sollte meinen, dass diese geballte Ladung an Information, Suggestion oder auch Manipulation ausreichen sollte, um ganze Nationen für immer vom Übergewicht zu befreien. Obwohl die Wirkung groß ist, der Effekt ist mager: Trotz allem sind 50 % übergewichtig, und die Tendenz ist steigend. Was aber diese stets anwesenden Idealbilder verursachen, ist ein großer Druck, schlank zu sein. Aus dem Bestreben, solch unrealistischen Idealen gerecht zu werden, können nur erfolglose Versuche resultieren. Und diese wiederum verstärken das Gefühl der Unzulänglichkeit und Unzufriedenheit mit sich selbst. Das zeigt sich nicht nur bei Frauen, die viel häufiger Unzufriedenheit über ihre körperliche Erscheinung äußern (56 % fühlen sich zu dick bzw. wollen abnehmen) als Männer – es zeigt sich auch dort, wo das Körperbild besonders wichtig ist und geradezu kultiviert wird – z.B. unter homosexuellen Männern. Bei Frauen und homosexuellen Männern ist auch das Auftreten von Essstörungen wie Magersucht und Bulimie gehäuft zu beobachten.

Wie stark solche Idealvorstellungen auf uns wirken, zeigte sich in einer Beobachtung, die der legendäre Alfred C. Kinsey während seiner Arbeit an der größten jemals durchgeführten Sexualstudie machte: In diesem Kinsey-Report, der das Selbstbild Amerikas erschütterte, wurden nicht nur genaue Körperdaten von über 10.000 Probanden erhoben und eine sehr genaue Sexualanamnese durchgeführt, es wurden auch die Reaktionen der Probanden auf die Fragen registriert und ausgewertet. So wurde offenbar, dass es vielen Frauen unangenehmer war, über ihr Gewicht zu sprechen als über ihre sexuellen Erfahrungen und Praktiken, von Masturbation bis zu „abweichendem" Sexualverhalten.

Das negative Selbstwertgefühl, das Gefühl, nicht schön genug oder sogar abnormal zu sein, führen zu Scham und Angst und schließlich dazu, sich immer weniger zu zeigen und sich stattdessen zurückzuziehen. Übergewichtige haben mehr Partnerprobleme, und viele haben jede Option auf eine Partnerschaft bereits aufgegeben. In einer Beziehung stehend, kann Übergewicht jedoch dazu führen, dass die Angst, niemand anderen zu finden, vom Partner abhängig macht. Ein Teil der Übergewichtigen geht jedoch sehr offensiv mit der eigenen Fülle um und scheint damit besser abzuschneiden als jene mit Rückzugstendenz. Mit überzeugendem Charme, mit einer Ausstrahlung von Wonne, mit Selbstbewusstsein oder auch mit Technik schaffen Sie es, ein zufriedenstellendes Sozial- bzw. Sexuallebens aufrecht zu halten. Die Lösung ist also nicht das Abnehmen, sondern das Annehmen, das Akzeptieren und Bejahen des eigenen Körpers. Dies scheint ein großer Widerspruch zu sein, denn schließlich liegt ja eines der stärksten Motive abzunehmen darin, attraktiver zu sein, einen Partner zu bekommen, jemanden zu gefallen, liebenswerter zu sein. Der Trugschluss liegt darin, zu denken: Ich werde nicht (genug) geliebt, weil ich übergewichtig bin! Dem ist tatsächlich nicht so. Sie werden möglicherweise nicht (genügend) geliebt, weil Sie (vielleicht auf Grund Ihres Übergewichtes, vielleicht aber auch aus ganz anderen Gründen) zu wenig selbstsicher, zu ängstlich, zu scheu, zu unsicher, zu fordernd oder was immer noch sind. Sie haben doch mit Sicherheit schon Leute kennen gelernt, die durchaus keine Models waren und trotzdem sehr viel Zuspruch erhielten? Was ist das Geheimnis? Sie mögen sich selbst, strahlen dies aus und lassen so überhaupt keinen Gedanken daran aufkommen, dass sie nicht wie Star X oder Stella Y aussehen!

Sie sind dick. Okay. Und es gibt viele gute Gründe abzunehmen. Aber dick sein ist absolut kein Grund, sich unerotisch und unattraktiv zu fühlen! Sie haben allen Grund, lieben zu dürfen und geliebt zu werden. Und wenn Sie nicht gelernt haben, sich so wie Sie sind zu lieben, werden Sie dies mit 20 kg weniger vermutlich auch nur sehr schwer zustande bringen. Warum also nicht gleich damit beginnen? Nur ein gutes Selbstwertgefühl wirkt gewinnend. Und ein gutes Selbstwertgefühl ist eine stabile Basis, auf der Sie viel mehr für sich machen können – erfolgreich abnehmen, um nur ein Beispiel zu nennen. Abnehmen, um mehr geliebt zu werden, ist keine sehr gute Vorraussetzung für einen Abnehmerfolg. Es schafft einen unerhörten Druck und bei Erfolglosigkeit eine ganz starke Frustration.

Tipp: Wenn Sie sehr schnell abnehmen wollen, und zwar mit einer ganz strikten Unbedingtheit und Dringlichkeit, ist es ratsam, sich einmal zu fragen, was hinter dieser Eile, hinter diesem Druck steht! Worum es letztendlich geht?
Ob nicht das, was man damit erreichen möchte, auch erreicht werden könnte ohne abzunehmen?

Wie heilsam das Annehmen sein kann und wie sehr eine gute Partnerschaft dabei helfen kann, zeigt folgendes Beispiel:

> *„Nach der Geburt meines Babys verlor ich das Interesse an Sex. Ich war ständig müde. Während meiner Schwangerschaft hatte ich kräftig zugenommen, und es fiel mir schwer, wieder mein altes Gewicht zu erreichen. Ich hasste es, wie ich aussah. Monate gingen vorüber, und wann immer mein Mann und ich Sex hatten, machte es mir keinen Spaß, da ich mich alles andere als attraktiv fand. Bald hörten wir ganz damit auf. Wir waren jetzt Eltern, nicht mehr Liebende. Wenn ich auch manchmal guten Sex vermisste, hatte ich dennoch nicht die Energie, irgendetwas in dieser Richtung zu unternehmen. Eines Abends erklärten sich meine Eltern einverstanden, in ihrem Haus auf das Baby aufzupassen. Mein Mann und ich machten es uns vor dem Fernseher bequem, um uns zu entspannen. Wir kuschelten uns aneinander, und er sagte, wie sehr er meine neuen „Kurven" lieben würde und wie sexy ich aussähe. Plötzlich fühlte ich mich wieder sinnlich, und ich küsste ihn. Bevor ich wusste, was geschah, liebten wir uns auf der Couch und genossen – so wie damals, als wir jung verheiratet waren – leidenschaftlichen, intensiven Sex. Es war ein Quickie, und es war phantastisch! Er entfachte erneut die Flamme der Leidenschaft in unserem Sexleben und seither fühlte ich mich wie eine Frau, die sehr aufregend ist."*
> *(aus: Gabrielle Morrissey: „satisfaction")*

Eine eher korpulente Freundin machte die sehr aufschlussreiche Beobachtung, dass viele Männer beim Sex eine üppigere Partnerin bevorzugen. „Man spürt da etwas. Da ist wenigstens etwas dran! Da hat man etwas zum Angreifen!", sind nur ein paar der Aussagen, die dieses andere Gefühl beschreiben. Die Männer hätten aber Schwierigkeiten, dies auch zuzugeben, denn „repräsentativ seien Dicke nicht". Sie sind also jemand, mit denen man gerne Sex hat, sich aber nicht gerne zeigt. Eine weitere Auswirkung des Superschlankenkults, gewiss. Aber auch eine Beobachtung, die zeigt, dass es völlig unangebracht ist, sich auf Grund seines Körpergewichtes unerotisch zu fühlen.

Von kleinen Sticheleien und großen Demütigungen

„Leicht gesagt!", denken Sie nun, wo man doch permanent zu hören oder zu spüren bekommt, dass man nicht so ist, wie man sein sollte? Keine Frage: Dicke sehen sich mit andauernden, quälenden Herab- oder Zurücksetzungen konfrontiert. Dies beginnt bei den indirekten, aber doch unmissverständlichen Hinweisen der dünnen Kollegin, wie sehr sie doch zugenommen habe, das sei ja ganz schrecklich! Es geht weiter mit den beschwichtigenden oder peinlich berührten Kommentaren der Verkäuferinnen in Kleidergeschäften bis hin zu den sehr direkten Forderungen in Partnerinseraten: „Nur Schlanke, bitte!". Schließlich gibt es noch immer sehr unsensible Bemerkungen und Kommentare von Ärzten oder anderen beratenden Personen und auch die offene Demütigung von Bekannten oder Unbekannten. Ich denke, jede/r Übergewichtige könnte da ein Lied singen!

> *„Ich hatte einmal Sex mit einer Frau, die weit über 100 kg auf die Waage brachte. Ich wollte es nur wissen. Und ich weiß jetzt, dass es geht! Aber mehr möchte ich auch nicht!"*

Diese saloppe, kurze Erzählung stammt von einem Mann, der attraktiv und schlank bis in seine besten Mannesjahre hinein blieb und sich um den Zuspruch von Frauen wahrlich nicht sorgen musste. Ist es das, was Übergewichtige angeboten bekommen: Sex bestenfalls aus Neugierde? Aus Lust am Extremen? Körperfülle als Reiz? Abenteuer ohne Beziehungswunsch?

Ein besonders herbes Stück an Abschätzigkeit habe ich in einer der vielen Internetbörsen für Partner- und/oder Sexsuchende aufgegabelt:

> *18.00 uhr - schau ich heute abend fernsehen oder auf zum aufriß? rein ins internet - doch auf das eindeutige angebot melden sich doch nur wie immer fette weiber, schwimmringe um die hüften, die bauchkugel kaschiert durchmiederhose, unansehnlichen arsch und stinkig. aber mit denen kann man machen was man will! sie sind dankbar und freuen sich auf jeden mann, hoffen,dass es ein wiedersehen gibt, was es natürlich nicht spielt. aber ich weiß jetztschon, beim schnackseln mit denen graust mir, also doch lieber fernsehen!*

Das ist keine Abrechnung mehr mit den Dicken, das hört sich vielmehr an wie abgrundtiefer Hass auf alle Frauen. Davon, dass auch die Frau Freude und

Lust erleben sollte, ist in diesem Fall von vorneherein nicht einmal mehr die Rede. Was aber in dieser Aussage so überrascht, ist der Vorwurf, der da mitschwingt: „Verdammt, könnt Ihr denn nicht auf euch aufpassen? Könntet ihr mir nicht den Gefallen tun, und etwas schlanker sein?" Und ist es nicht komisch, er ist der, der sich scheinbar selbst bedauert. Er ist es, der leidet. Der Ärmste. Diese verächtliche Schimpfe ist also eher ein Aufschrei.

Nachdem also der erste Schreck über eine solche Äußerung vorbei ist, kann man schließlich auch zur Sache kommen: Was ist dran am Unansehnlichen, am Stinkigen, am Bereitwilligen? Ob nun Dicke tatsächlich mehr Ausdünstung und Geruch haben, darüber lässt sich streiten. Frisch geduscht und gestriegelt ist ein Unterschied jedenfalls äußerst fraglich. Und noch weniger ist vermutlich der Umkehrschluss möglich – dass Schlanke nie stinken. Und selbst wenn dem so wäre: Geschmäcker sind verschieden, das ist keine Neuigkeit. Das Gros steht heute auf Reinlichkeit und Geruchlosigkeit, doch ein bekanntes Gegenbeispiel ist Napoleon, der Wochen vor seiner Rückkehr nach Paris seiner Gemahlin melden ließ, sie solle sich nicht mehr waschen, er komme in ein paar Wochen. Und so mancher hat es lieber griffig und füllig, als knochig und dürr. Jedem das Seine. Und niemand braucht zu essen, was ihm nicht schmeckt.

Und da die härteste Kritik oft von jenen kommt, die so unwiderstehlich attraktiv sind und es eigentlich auf Grund ihrer Attraktivität gar nicht nötig haben sollten, sich abschätzig über andere zu äußern, seien noch ein paar Kleinigkeiten angeführt, die auch das Zusammensein mit Superstars etwas versauern: Es ist z.B. nicht besonders angenehm, in ein klebriges, wetgelgestyltes Haar zu greifen oder die Borsten eines Stranddauerbewohners mit Laptop zu spüren, der sich aufgrund seiner Terminknappheit eher in unregelmäßigen als in regelmäßigen Abständen einer Ganzkörperrasur unterzieht. Und wie steht es erst mit Bierzelt- und Stelzenbäuchen und alkoholdunstigen Männern? Auch davon könnte so manche ein Lied singen. Halten wir es also so: Jedem ist es erlaubt, Vorlieben zu haben oder etwas nicht zu mögen. Jedem sei es auch erlaubt, dies auszusprechen und nötigenfalls die Konsequenzen zu ziehen. Doch sich einerseits die Freiheit zu nehmen, mit jeder zu „schnackseln" (um bei oben gebrauchter Ausdrucksweise zu bleiben) und gleichzeitig den Vorwurf zu machen, dass er/sie nicht seinen Vorstellungen entspricht, geht schlecht. Das ist aber auch keine Aufforderung, ein Maß anzulegen, als wäre man Mitglied einer Misswahl-Jury, und sein Gegenüber bei Nichterfüllung in die Verbannung zu stoßen. Eine stabile Beziehung wird nicht an zwei Zentimeter mehr oder weniger scheitern.

Vielmehr gilt es, von Anfang an auf seine eigenen Gefühle und Reaktionen zu horchen – und zwar für Männer wie für Frauen. Behagt mir das jetzt wirklich, oder nehme ich es nur hin?

Wie weit reicht die Toleranz? Von null bis unendlich!

Die gute Balance zwischen dem Annehmen der Körpererscheinung des anderen und der Ablehnung ist ein kleines Kunststück. Da gibt es Männer, die jede Frau, die nicht wie ein Model daherstolziert, grundsätzlich ignorieren. Vom Dicksein ist da noch lange nicht die Rede. Es handelt sich durchaus auch um sehr schlanke und attraktive Frauen. Wenn ich selbst so „gemessen" wurde, hatte ich immer den Eindruck, jemand möchte ein Standbild, eine Traumskulptur besitzen, die sich am besten nicht rührt und so stehen bleibt, wie der Schöpfer es für gut gefunden hat. Andererseits: Es gibt Männer, denen auch 30 cm Bauchumfang mehr an ihrer Partnerin noch nicht auffallen bzw. Frauen, die dies hinnehmen.

Von unangenehmen Dingen

Unangenehme Körperempfindungen auszusprechen ist oft nicht einfach und verlangt einiges an Mut. Wichtig dabei ist, dass dies als Mitteilung darüber, wie es einem selbst geht, formuliert wird. Wenn es als Forderung an den anderen kommt oder als Kritik, kann es nur verletzend sein und Abwehr hervorrufen. Konkret also könnte man sagen: „Du, da war ein sehr starker Geruch nach Schweiß (Harn, ...), das ist für mich nicht so angenehm." Oder: „Lieber habe ich es aber ganz geruchlos." Oder: „Meist schmeckst du aber sehr süß und das mag ich!" – „Glaubst Du, dass man da was machen könnte?" Oder: „Woran glaubst du, dass das liegt?" Dies hört sich jedenfalls sehr viel anders an als: „Du machst da etwas falsch!" Oder: "Ich glaube, du wäscht dich nicht richtig!" Und es ist sicher eine Idee, solche Dinge dann anzusprechen, wenn es sich gut im Alltag ergibt, und nicht gerade dann, wenn man voll Erwartung nach Lust beisammen liegt. Das erfordert allerdings, dass ein Paar gewohnt ist, auch im Alltag über seine Sexualität zu sprechen. Bei solchen Vorhaben wird immer die Wichtigkeit und Stabilität einer Beziehung entscheiden. Es liegt aber eine unglaubliche Chance für mehr Zufriedenheit und mehr Erfüllung darin, Dinge, die einem unangenehm sind, auch auszusprechen. Wird dies in einer Haltung des Respekts und des Bemühens um eine gemeinsame Lösung gemacht, kann nicht viel schief gehen!

Zu guter Letzt noch ein paar Bohnen zum Kauen

1. *Wenn ich schlank bin, bin ich attraktiv und verführerisch. Dann werde ich geliebt.* Stellen Sie sich vor: Sie haben 20 kg weniger. Sie tragen jetzt die Jeans, die Sie schon immer tragen wollten, aber jetzt spannt es nicht an den

Hüften, sondern da vorne am Bauch! Sie sind also noch immer zu dick und müssen weitere 10 kg abnehmen, um auch das noch hinzukriegen. Und dann bleiben noch immer diese Brüste, die Oberarme, dieses Kinn ... Wie können Sie denken, mit 20 kg weniger am Körper liebenswerter zu sein?

2. *Wenn ich schlank bin, verlässt er/sie mich möglicherweise.*
   Das mag sein. Es ist schließlich eine Zumutung, mit jemanden zusammen zu sein, der auch von anderen begehrt wird!
3. *Mein/e Partner/in ist fremdgegangen, weil ich übergewichtig bin!*
   Mit großer Wahrscheinlichkeit: nein! Viel wahrscheinlicher ist, dass Ihr/e Partner/in bei Ihnen den Eindruck von Teilnahmslosigkeit hatte – oder das der Dauerbelagerung!
4. *Mein Freund/in bekommt immer ganz große Augen, wenn er eine schlanke, große Frau sieht, und ich bekomme das Gefühl, ganz uninteressant zu sein.*
   Es fehlt Ihnen noch mehr bei Ihrem Freund?
5. *Mein Aussehen und meine Körperpflege sind nicht so wichtig. Wenn mein Partner mich liebt, dann hält er das schon aus!*
   Wenn Ihr Partner da mitspielt, mag Sie das beruhigen. Sie sollten aber wissen, dass Sie dabei nicht die Liebe Ihres Partners testen, sondern seine Abhängigkeit. Ein hohes Maß an Abhängigkeit ist aber für keinen der Beteiligten Anlass zu sehr viel Freude.
6. *Heute lasse ich ausnahmsweise mal die Dusche entfallen. Einmal wird es schon erlaubt sein!*
   Wenn Sie fürs Duschen oder Baden zu müde sind, dann sind sie es auch für den Sex.
7. *Wenn ich abnehmen würde, wäre ich möglicherweise zu verführerisch. Ich würde dann jedenfalls häufiger angeredet und angemacht.*
   Mit Sicherheit!
8. *Essen ist meine einzige Lebensfreude!*
   Und wie sehr erfreut Sie das?

So, wie wär's heute mit einem Kuschel- und Schmuseabend?

Hunger nach Liebe

Gerti Senger

Ein chaotischer Ernährungsstil ist oft der erste Hinweis auf ein Beziehungschaos. Wenn in einer Partnerschaft der Wurm ist, gibt es auch Probleme im Ernährungsbereich. „Der Kühlschrank ist immer leer" heißt es dann. Oder: „Wir essen schon lange nicht mehr miteinander." Oder: „Er geht einfach zum Kühlschrank und nimmt sich etwas, aber er setzt sich nicht mehr mit mir zum Essen hin." Oder: „Bei uns wird nicht gekocht."

Bindungsunwilligkeit und Beziehungsstörungen gehen häufig Hand in Hand mit einem unsinnlichen Ernährungsstil. Wenn man die Lust am Essen nicht mehr miteinander teilt, ist auch die Lust am Zusammensein nicht mehr da. Essen ist eben mehr als Nahrungsaufnahme. Seit wir alle als Säugling die Erfahrung machten, dass das Stillen des Hungergefühles gleichzeitig auch Wärme und Sicherheit bedeutet, sind Nahrungs- und Beziehungshunger eins. Es ist also kein Zufall, dass das beste Essen nicht mundet, wenn die partnerschaftliche Atmosphäre nicht stimmig ist: Sobald das Gefühl der Sicherheit verloren ist, schmeckt das Essen nicht mehr.

Ernährung ist Frauensache, niemand bestreitet das. Mit der Berufstätigkeit der Männer kann das nicht erklärt werden. Auch Frauen sind berufstätig. Aber Frauen haben eine andere Beziehung zum Thema Essen. Sie sind nicht nur Köchinnen, sie sind auch Nahrungsmittelproduzentinnen: Erst nährt eine Mutter ihr Baby im eigenen Körper, später stillt sie es. Mit ihrem Körper könnte sie ihr Kind sogar jahrelang ergänzend nähren. In unserer Entwicklungsgeschichte jagten die Männer. Wenn sie Glück hatten, kamen sie mit Beute heim, aber der Ernährungsalltag lag in den Händen von Frauen. Sie sammelten Früchte, Wurzeln, Samen und schleppten Unmengen Wasser heran.

Wenigstens einmal am Tag versammelte sich die Familie zu einer Mahlzeit.

Noch in der Jetztzeit war die Frau das Ernährungszentrum. Bis in die 1950er Jahre versammelte sich die Familie wenigstens einmal am Tag zu einer Mahlzeit um den Tisch. Die Lebensqualität einer Familie hing direkt damit zusammen, wie liebevoll die Hausfrau das Essensritual zelebrierte. Ich erinnere mich, dass wir als Kinder zwischen den Mahlzeiten nichts essen durften, um uns nicht den Appetit zu verderben. Das war natürlich auch im Sinne der Hausfrau: Hunger ist ein dankbarer Gast. Heute wird jede Hungerregung sofort besänftigt. Aber wer sich am Heimweg einen Big Mac reinzieht, stochert dann bei einem liebevoll durchdachten Abendessen lustlos im Essen herum. Wenn Sie sich das nächste Mal bei einer gemeinsamen Mahlzeit mit Ihren Lieben finden, sollten Sie daran denken, dass sich hier der Kreis schließt, in dem Nahrungs- und Liebesbedürfnis eins werden.

In diesem Sinne: Guten Appetit!

Feste feiern und genießen

Viktoria Scherrer

Ostern, Weihnachten, Hochzeiten, Geburtstage - alles wunderbare Anlässe, auf die man sich in der Regel freut. Viele Abnehmwillige stehen diesen aber oft mit etwas gemischten Gefühlen gegenüber. Manche denken wehmütig an alles, worauf sie verzichten müssen und fühlen sich im Vorhinein schon ein wenig ausgeschlossen, sie müssen sich ja zurückhalten. Bei anderen macht sich nahezu ein Gefühl der Angst breit, wenn Sie an all die kulinarischen Versuchungen denken. Sie haben Angst davor, rückfällig zu werden, es wieder nicht zu schaffen, kurz: zu scheitern. Bestimmt stellen Feste beim Abnehmen anfangs eine besondere Herausforderung dar. Das sollte jedoch kein Grund dafür sein, sie nicht genießen zu können. Sie sollten sich keinesfalls auf Verzicht, sondern vielmehr auf Genuss einstellen.

Was einem oft Anlass zum Ärger ist, kommt einem beim Feiern zugute

Genauso wenig wie man an einem Tag drei Kilogramm Fett abbauen kann, kann man diese an einem Tag zulegen. So lange die Energiebilanz langfristig gesehen negativ ist, nimmt man auch weiterhin ab. Hin und wieder ein richtiges Festessen sei jedem gegönnt und entscheidet sicher nicht über Erfolg oder Misserfolg einer geplanten Gewichtsreduktion.

Wenn alle Tage im Jahr gefeiert werden würde, wäre Spiel so lästig wie Arbeit.
William Shakespeare, (1564 - 1616)

Auch Kalorienreiches ist daher gelegentlich erlaubt. Ein Festmahl soll sich ja unterscheiden und etwas Außergewöhnliches sein. Dazu ein paar Überlegungen:

Wie „kritisch" sind Kalorienbomben wirklich?

Kalorien sind wichtig, keine Frage. Die langfristige Kalorienbilanz entscheidet über den Gewichtsverlauf. Aber Kalorien sind nicht alles. Im Artikel „Feste Feiern" (Thema des Monats, www.kilocoach.com) beschreibt die Ernährungswissenschaftlerin Nina Walter die über den Kaloriengehalt hinausgehenden Eigenschaften der vorweihnachtlichen Genüsse wie getrockneter Pflaumen, Feigen und Nüsse. Sie kommt dabei zu dem Schluss, dass wir ganz gut daran tun, hier zuzugreifen. Denn es gibt durchaus auch Kalorienreiches, das vom Standpunkt des Nährstoffgehaltes betrachtet sehr empfehlenswert ist und uns mit wertvollen Vitaminen, Mineralstoffen und sekundären Pflanzeninhaltsstoffen versorgt. Auch bei den übrigen Festen des Jahres wäre diese neue Sichtweise einmal zu erproben, anstatt allzu früh nur die drohenden Kalorien zu zählen. Und was die üppigen Speisen voll leerer Kalorien betrifft, ist nur zu sagen: Wer sich gut ernährt, hat ohnehin weniger Verlangen nach diesen wenig gehaltvollen Dingen. So sollten wir also aus den Gegebenheiten der einzelnen Jahreszeiten und Anlässe etwas wirklich Köstliches, Schmackhaftes und Wertvolles machen!

Genuss hat nichts mit Völlerei zu tun

Achten Sie auf Ihr Sättigungsgefühl! Wie gut war ein Essen denn wirklich, wenn einem hinterher nahezu übel ist? Wer mit der Einstellung an ein Fest herangeht, sich wieder einmal so richtig vollschlagen zu können, ist zu bedauern. Es gibt zwar einen Moment, in dem sich ein wohliges Sattheitsgefühl auszubreiten beginnt, aber dieser Zustand ist auch sehr rasch überschritten. Und es wäre sehr schade, einfach auf die anderen Quellen des Genusses zu vergessen, auf die unzähligen Geschmacks-, Duft- und Tasterlebnisse, die Essen bieten kann. Es ist vermutlich sehr aufschließreich, sich einmal damit auseinander zusetzten, welche Art von Genuss man sich eigentlich wünscht.

Original oder Originell?

Wie wir schon beim Schweinsbraten gesehen haben, gibt es für bestimmte Gerichte rein emotional betrachtet keine Alternativen, weder für einzelne Zutaten, noch für das Gericht als Ganzes. Hier gilt: Genießen Sie es in Maßen und mit allen Sinnen. Sie können sich aber auch für die „Einmal etwas ganz anderes-Variante" entscheiden. Mit der *KiloCoach*™-Alternativen-Suche können Sie sich zahlreiche Anregungen dafür holen. Kennen Sie das? Sie gehen in ein Gasthaus, wählen einen Schweinsbraten und haben hinterher das Gefühl, dass es sich gar nicht ausgezahlt hat, war er doch weit von dem entfernt, was Sie sich vorgestellt hatten. Der Vorteil daran, einmal etwas ganz anderes aufzutischen oder auszuwählen, ist der, dass man sehr viel Freiraum hat und viel weniger an bestimmte Erwartungen gebunden ist, wie etwas zu schmecken und auszusehen hätte.

Genuss physiologisch betrachtet

Die Frage, wie der Genuss/die Geschmackswahrnehmung beim Essen genau zustande kommt, dürfte die Wissenschaft noch lange beschäftigen. Sicher ist, dass eine unglaubliche Vielzahl von Rezeptoren und Nervenzellen daran beteiligt ist und nur die Gesamtheit dieser zum endgültigen Geschmackserlebnis führt. Das beginnt beim Betrachten und Beschnuppern der Speisen (oder

Getränke – man beobachte nur einen Weinkenner!) und mündet buchstäblich bei einem im Mund gezündeten Reizfeuerwerk. Abgerundet wird alles durch den Nachgeschmack, sowie dem „epigastrischen" Gefühl, welches sich nach dem Verzehr in der Magengegend breit macht. Bei all dem werden deutlich mehr als nur der Geschmacks- und der Geruchsinn eingesetzt. Im Mund wird das „mouth feeling" ausgetestet, wofür der Tastsinn entscheidend ist, um die Konsistenz der Speise zu beurteilen, aber auch das Temperaturempfinden wird in die Wahrnehmung mit einbezogen und sogar akustische Reize tragen das ihrige zum Geschmackserlebnis bei. Was wäre denn ein Salat, der nicht knackt? Ein Apfel, der nicht kracht?

Eigenartigerweise wird der Genuss oft mit Speisen verbunden, die entweder sehr viel Fett und/oder Zucker enthalten. Dass zu viel davon dem Abnehmen nicht gerade förderlich ist, ist ja hinreichend bekannt. Aber betrachten wir diesen Genuss einmal ganz aus der Nähe: Wie Zucker schmeckt, wissen wir – nämlich einfach süß – so einfach, dass bereits die chemischen Grundlagen für diesen Geschmack erforscht sind: Ein Molekül mit bestimmten chemischen Eigenschaften bindet an einen Rezeptor und fertig. Es schmeckt süß. Fett wurde lange Zeit stets als Geschmacksverstärker angesehen. Mittlerweile gibt es auch die Annahme, dass es sich dabei eine eigene Geschmacksrichtung handle. Dennoch: Wie schmeckt denn Butter oder Öl? Eine fette Creme? Fette Pommes? Mit welchem Geschmackserlebnis haben wir es hier eigentlich zu tun? Haben da nicht komplexere Lebensmittel wie zum Beispiel Obst und Gemüse mit ihrer unglaublichen Aromenvielfalt viel mehr zu bieten? Ein wenig Fett oder Zucker kann sich durchaus positiv auswirken, aber ist es nicht oft so, dass der eigentliche Geschmack vieler Zutaten einfach nur in Zucker und/oder Fett erstickt wird? Macht es beim Cremegemüse wirklich noch einen Unterschied, ob darin Brokkoliröschen sind oder Karotten? Und wie oft schmeckt ein Stück Fleisch eigentlich hauptsächlich nach Soße?

Um wirklich genießen zu können, ist eine der wichtigsten Grundvoraussetzungen, schmecken zu können. Geben Sie daher beim Kochen oder Ihrer Speisenauswahl den Lebensmitteln auch wieder einmal die Chance, ihren Eigengeschmack zu zeigen. Aber haben Sie dabei etwas Geduld mit Ihren Geschmacksnerven. Auch Schmecken will gelernt sein.

Machen Sie sich den Spaß und verkosten Sie einmal Obst oder Gemüse. Das können verschiedene neue Sorten sein, aber auch die gute alte Kartoffel kann in verschieden Sorten, unterschiedlich zubereitet, vielleicht noch mit unterschiedlichen Kräuterdips (nur zum Dippen, nicht zum Ertränken), für wahre Überraschungen sorgen. Solche Verköstigungen, bei denen man prüfen und auch seinen Kommentar abgeben darf, können ein ganz unterhaltsames Nachmittags- oder auch Abendprogramm darstellen und machen auch Kindern großen Spaß. Sie lernen dabei, auf Unterschiede zu achten, statt einfach zu essen, was „in" ist. Damit Sie aber auch als „Untrainierter" zu Ihrem Geschmackserlebnis kommen, sollten Sie bei solchen Experimenten in einem Lebensmittelsektor beginnen, der Sie besonders interessiert. Trainieren Sie Ihre Sinne und Sie werden sehen, dass kalorienarme (und damit oft weniger fett- und zuckerhaltige) Speisen meistens viel besser schmecken als man ihnen häufig unterstellt. Möglicherweise werden Sie auch erkennen, dass genau jene, die wir so oft beneiden, nämlich die, die sich scheinbar alles erlauben können, viel größeren Einschränkungen unterliegen als Sie selbst - und zwar in ihrem Geschmacksempfinden!

Damit dürfte sich das Blatt dann auch bei allen feierlichen Anlässen wenden und ich bin mir sicher, dass Sie – wahrscheinlich ohne es zu merken und vor allem auch ohne irgendwelchen Verzicht dabei zu empfinden, immer öfter Lust auf die Alternativen zu früheren Versuchungen haben werden. Ob Festtag oder nicht: Abnehmen und Genießen schließen einander in keiner Weise aus, im Gegenteil: Abnehmen geht nur sehr, sehr schwer, wenn es mit Verzicht verbunden ist. Wer abnehmen lernt, lernt oft auch wieder genießen – und umgekehrt.

Bewegung belebt das Fest

Können Sie sich eine Familienfeier, eine Hochzeit etwa oder einen Weihnachtsfeiertag, in Erinnerung rufen? Wenn Sie an solche Feste denken, welche Bilder tauchen vor Ihnen auf? Wie wirken die Menschen, die hier versammelt sind? Sind es agile, bewegliche Bilder? Oder sind es Menschen von Müdigkeit, Trägheit und Sattheit geprägt? Trägheit könnte leicht vermieden werden, denn gerade die Feste und Feiertage lassen sich wunderbar mit etwas Bewegung kombinieren! Sei es dadurch, dass sich endlich einmal wieder die Gelegenheit bietet, ausgiebig zu tanzen oder einen ausgedehnten Spaziergang zu machen. Bei vielen Feiern bietet sich auch die Möglichkeit an, durch kleine sportliche Wettkämpfe – ein Ballspiel nach einem Picknick, eine mitternächtlichen Rodelfahrt oder Schneeballschlacht – einmal für eine Unterhaltung der anderen Art zu sorgen.

Genießen Sie also das Feiern und nehmen Sie dabei weiterhin ab!

The survival of the thickest

Die Gene oder das Essen? 142

Ernährungs- und Lebensgewohnheiten vom 19. bis zum 21. Jahrhundert 149

Die Geschichte der Diäten 157

Übergewicht als politische Herausforderung 164

Das Prinzip *KiloCoach*™ 170

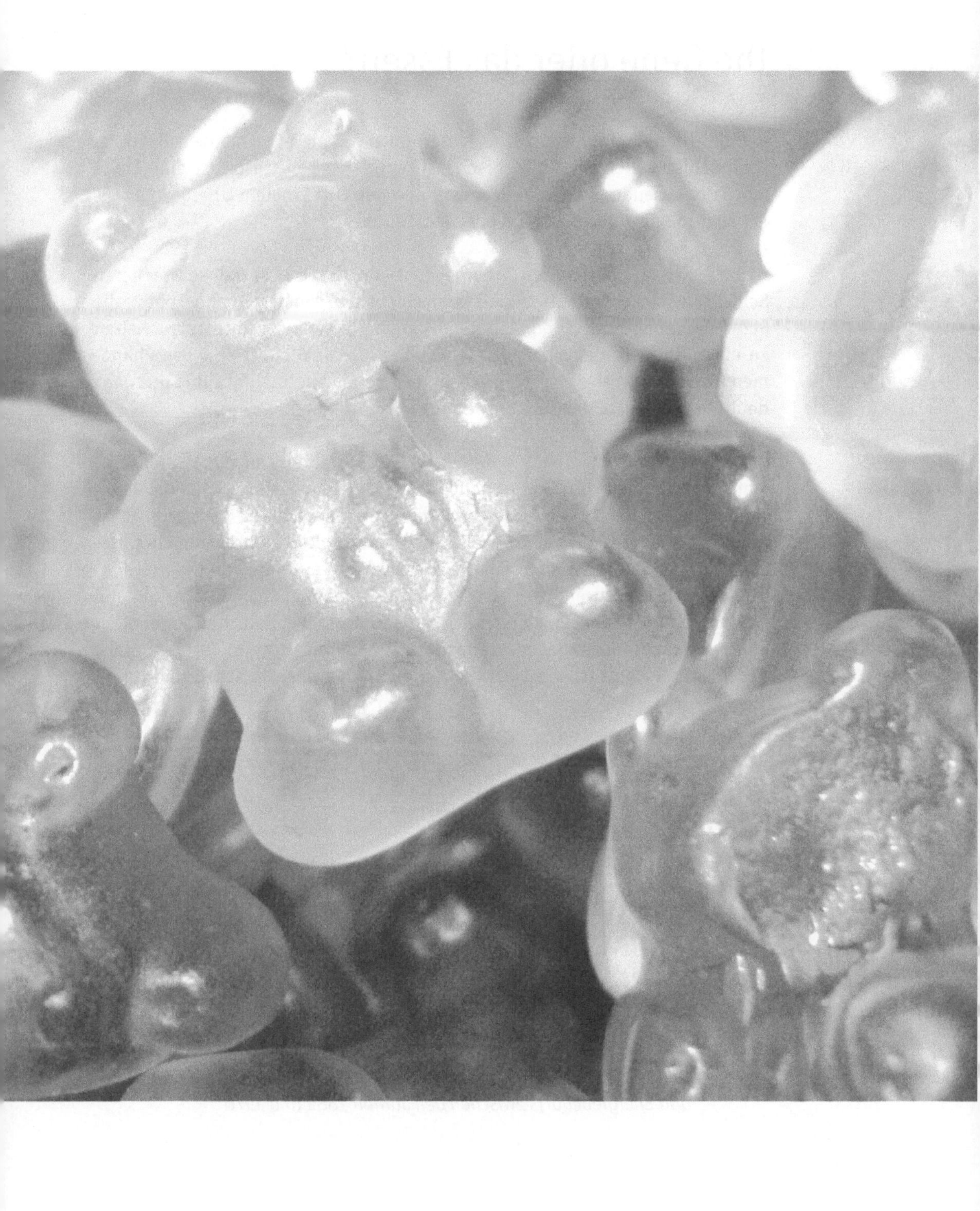

Die Gene oder das Essen?

Eine Überlegung vorweg: Die Änderung der Gene einer ganzen Bevölkerungsschicht oder einer biologischen Gruppe von Lebewesen ist eine Frage von Jahrtausenden, wenn nicht Jahrmillionen. Das Problem Übergewicht als Massenproblem gibt es erst ein paar Jahrzehnte.

Eine zweite Überlegung: Übergewicht betrifft die sozial schwächeren Schichten stärker als Mittel- und Oberschicht und trifft, global gesehen, die Schwellenländer, die einen rasanten Übergang von einem unterentwickelten zu einem industrialisierten Land vollziehen, besonders schwer. Das Phänomen Übergewicht aus dieser Weitwinkelperspektive betrachtet führt uns ganz deutlich vor Augen, dass die Umwelt eine bedeutende Rolle spielt.

Die historische Entwicklung: In den letzten 50 Jahren kam es zu einem dramatischen Anstieg von Übergewicht. Die WHO spricht unverhohlen von einer Adipositas-Epidemie. Die neuesten Zahlen für Deutschland berichten, dass zwei Drittel der männlichen Bevölkerung und die Hälfte der weiblichen Bevölkerung übergewichtig ist. Für die USA wird nun ein Anteil an Übergewichtigen von generell zwei Drittel der Bevölkerung angenommen. Ernährung und Bewegungsmuster haben sich drastisch verändert. Das Nahrungsangebot ist enorm gewachsen. Im Gegenzug dazu ist der Energieaufwand durch tägliche Arbeit stark gesunken, denn es sind nun nicht mehr Schwerarbeit und Hand-

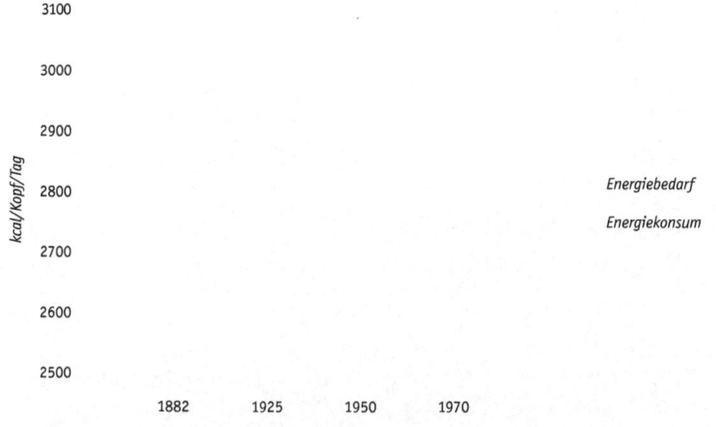

Darstellung der Entwicklung des durchschnittlichen Energiekonsums und Energiebedarfs zwischen den Jahren 1882 und 1970

werk, sondern sitzende Berufe die Regel. Selbst Kinder spielen nicht mehr auf dem Fußballplatz sondern am PC und essen dabei. Es gibt bereits Schulkinder mit Diabetes und anderen Erkrankungen, die noch vor wenigen Jahren für Über-60-Jährige reserviert zu sein schienen. „Altersdiabetes" bei einem Schulkind behandeln zu müssen, das hätte sich vor 20 Jahren noch kein Arzt träumen lassen.

Vererbt werden nicht nur die Gene

Trotz dieser ganz augenscheinlichen Rolle unseres Lebensstils beim Dickwerden geht man davon aus, dass Übergewicht zu 40-60 % genetisch verursacht ist. Der Gedanke, dass eine Erkrankung oder eine Eigenschaft genetisch bedingt sein könnte, tritt dann auf, wenn diese in bestimmten Familien gehäuft, in anderen wiederum sehr selten vorkommen. Da aber die Familienmitglieder nicht nur die Gene, sondern auch alle Umweltbedingungen teilen und somit in einem psychosozialen System leben, das durch ähnliches Erleben und durch ähnliche Lebens-, Verhaltens- und Ernährungsweisen geprägt ist, ist die Unterscheidung zwischen erblichen und umweltbedingten Faktoren schwierig. Hier helfen vor allem Zwillings- und Adoptivstudien. Adoptivkinder teilen mit ihren biologischen Eltern die Gene, mit ihren Adoptiveltern die Umweltbedingungen. Jede Übereinstimmung zwischen Kindern und biologischen Eltern ist also in diesem Fall genetisch bedingt, während Übereinstimmungen mit den Adoptiveltern umweltbedingt sein müssen. In solchen Studien zeigte sich ein dominierender Einfluss von genetischen Faktoren auf die Entstehung von Übergewicht. Auch Studien an eineiigen Zwillingen, die getrennt aufwuchsen, bestätigten dies.

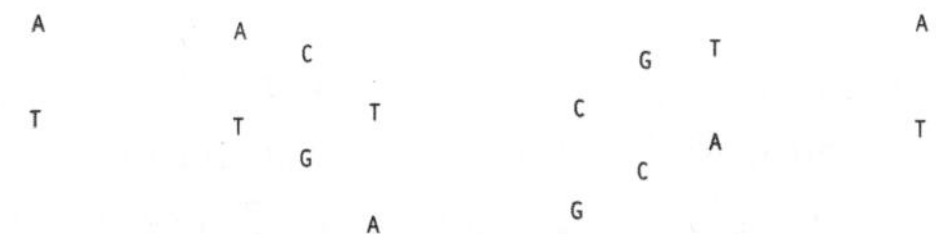

Schematische Darstellung eines DNA-Moleküls

„Mein lieber Watson!
(gemeint ist James Watson, der Entdecker der DNA-Struktur, Anm. d. Red.)
Sie als Mediziner schaffen es, zusehends mehr das Wesen von Kindern zu erhellen, indem Sie die Eltern untersuchen. Sehen Sie nicht, dass das Umgekehrte ebenso gilt? Ich habe oft meine erste wahre Einsicht in das Wesen der Eltern gewonnen, indem ich die Kinder beobachtet habe!"
(aus: Arthur C. Doyle: „The Adventure of Sherlock Holmes")

Ist ein Elternteil stark übergewichtig (adipös), wird das Kind zu 40 % übergewichtig, sind beide Elternteile adipös, sogar zu 80 %! Umgekehrt kann auch bei extrem übergewichtigen Kindern fast immer ein Elternteil mit Übergewicht gefunden werden, bei einem Drittel sind sogar beide Elternteile übergewichtig. „Zu 50-60 % ist Übergewicht genetisch bedingt", erklärt der Humangenetiker Johannes Hebebrand von der Universität Essen-Duisburg. Interessanterweise ist gerade das gefährliche Fett genetisch gesteuert, nämlich das im Bauchraum gespeicherte Fett (der Kugelbauch), das mit einem hohen Risiko für Herzgefäßerkrankungen, Herzinfarkt und Schlaganfall verbunden ist. Das weibliche Fettverteilungsmuster (an den Hüften und an den Oberschenkeln) ist wesentlich weniger durch genetische Faktoren beeinflusst und stellt weniger Risikofaktor dar.

Ein bisschen Genetik

Die Regelung des Körpergewichtes durch die Gene ist kompliziert. Im weitesten Sinne könnte man hier jede Regulierung, die sich indirekt auf das Körpergewicht auswirkt, verstehen: also z.B. auch die Regulierung von Schilddrüsen-, Geschlechts- und körpereigenen Stresshormonen. Alle diese Hormone haben Einfluss auf die Stoffwechselaktivität. Viele Botenstoffe und Trägersubstanzen in der Darmflüssigkeit, in der Darmwand, in der Leber und in anderen Organen bis hin zu den Neurotransmittern (Botenstoffe von Nervenzelle zu Nervenzelle) im Gehirn, regeln Appetit, Sattheit, Nahrungsaufnahme und Nahrungsverwertung. Jeder einzelne dieser Botenstoffe oder Rezeptoren wird durch einen eigenen Regelkreis gesteuert. Dies geschieht, indem die Menge der betreffenden Substanz gesteigert oder gehemmt wird oder der Grad der Aktivität verändert wird.

Ein Ansatz, genetische Ursachen für Übergewicht aufzuspüren, besteht in der Analyse von Genen und der daran anschließenden Suche nach Häufungen bestimmter Gene bei Übergewichtigen. Zurzeit sind mehr als 600 Gene oder Chromosomenabschnitte bekannt, deren Aktivierung oder Ausschaltung mit der Entwicklung von Übergewicht verbunden ist, also mehr oder weniger starken Einfluss auf die Gewichtskontrolle ausüben. Die meisten können nur im Zusammenspiel mit anderen Genen oder äußeren Faktoren zu Übergewicht führen, denn nur ein Bruchteil dieser identifizierten Gene kann alleine Übergewicht bewirken. Solche Studien, die so genannte Kandidatengene aufspüren, weisen einen statistischen Zusammenhang zwischen einem bestimmten Gen und Übergewicht nach. Wie weit jedoch diese Gene wirklich den Code für Proteine darstellen, die die Gewichtsregulation beeinflussen, ist noch lange nicht vollständig untersucht. Ein interessantes Detail am Rande: Diese Kandidatengene sind über alle Chromosomen mit einer einzigen Ausnahme verteilt: dem Y-Chromosom, das die Entwicklung des männlichen Geschlechts bestimmt. Dieser Umstand mag sicher zu einiger Spekulation Anlass geben, er bedeutet aber wohl zumindest, dass Männer, die ein Y-Chromosom haben, in Sachen Dickmachergene nicht benachteiligt sind.

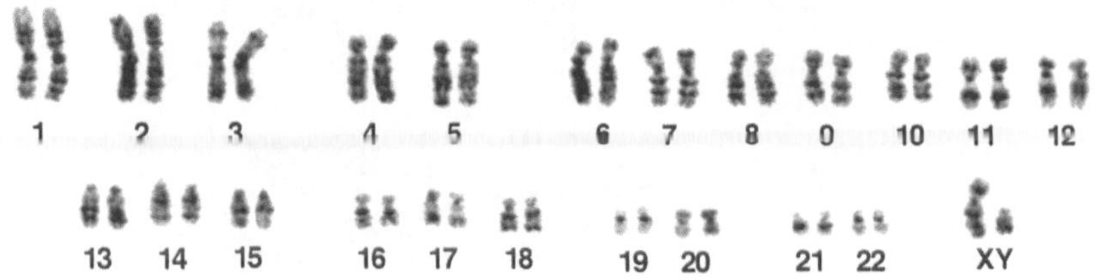

Gene, die das Körpergewicht mehr oder weniger direkt regulieren, sind über das ganze Genom verstreut – mit Ausnahme des Y-Chromosoms

Oft ist es erst das Zusammenwirken mehrerer Gene, eine bestimmte Konstellation, die zu Übergewicht führt. Und schließlich können auch Umweltfaktoren darüber entscheiden, ob ein Gen überhaupt abgelesen wird, d.h. aktiviert wird und zu einer Proteinsynthese führt. Denn ein krankes Gen bedeutet noch nicht unbedingt Erkrankung. Das Gen ist nur der Code. Ein Gen, das nicht aktiviert wird, hat keine Auswirkung. Erst wenn anhand eines Genes (des Codes) ein Protein angefertigt werden soll und ein Gendefekt zu einem defekten Protein führt, oder zum Fehlen eines wichtigen Proteins, kommt es zu einer Erkrankung. Dies alles macht klar: Selbst wenn an einem Gen ein nachweisbarer Defekt bestünde, wäre mit der Korrektur des einzelnen Defektes möglicherweise noch nicht das Problem beseitigt. Man müsste ganze Regelkreise mit verändern.

Wenn man nach bestimmten Körpergewichts- oder Fettgenen sucht, ist festzustellen, dass es hier um die Suche nach einem Schuldigen geht, dessen Anwesenheit (oder auch Abwesenheit, oder Fehlfunktion) OHNE Kalorienüberschuss zu Übergewicht führt und dessen Korrektur die Beseitigung des Übergewichts verspricht. Wohl jeder kennt Berichte von Übergewichtigen, die selbst bei einem Essen, bei welchem andere verhungern würden, weiterhin zunehmen. Tatsächlich wurden ein paar Gene gefunden, die sich solcherart auswirken. Die Krankheiten, die sie verursachen, werden als „monogene Adipositas" bezeichnet – also als Fettsucht, die auf den Defekt eines einzelnen

Gens zurückzuführen ist. Hier ist vor allem das Gen zu nennen, welches die Produktion von Leptin anregt, einem Botenstoff, der im Gehirn das Gefühl von Hunger und Sattheit reguliert. Mäuse ohne Leptin-Gen, also auch ohne Leptin selbst, weisen starkes Übergewicht auf.

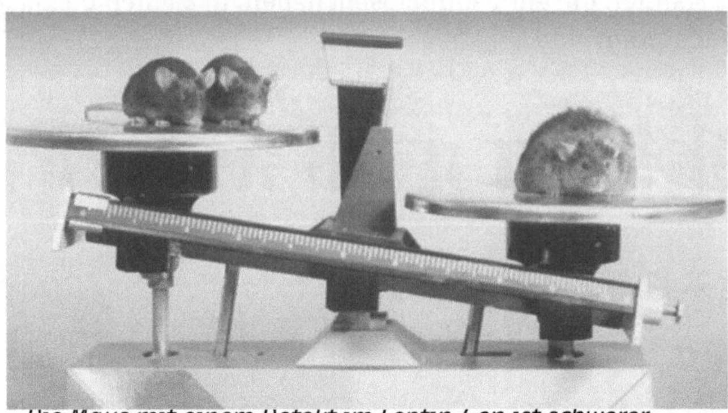

Die Maus mit einem Defekt im Leptin-Gen ist schwerer als zwei ihrer gesunden Artgenossen

Ein weiteres Gen, dessen alleinige Mutation für die Entwicklung einer Adipositas reicht, ist das Proopiomelanocortin (POMC)-Gen. POMC reguliert mehrere Hormone, die ihrerseits wieder die Nahrungsaufnahme und den Energieverbrauch regulieren. Mutationen des POMC-Gens konnten jedoch bisher nur an zwei Patienten gefunden werden. Das Melanocortin 4-Rezeptor-Gen (MC4R-Gen) und das GAD2-Gen sind weitere Beispiele für die wenigen Gene, die allein gewichtskontrollierend wirken können. In der "Human Obesity Gene Map Database", einer Datenbank für beschriebene Gendefekte und Assoziationen, wurden bis Oktober 2004 173 Fälle gezählt, die auf einen definitiven Defekt eines einzelnen Genes zurückzuführen waren. Das Prader Willi Syndrom, eine der best untersuchten Erberkrankungen, die zu extremer Fettsucht führt, kommt in 1 von 10.000 oder 20.000 Personen vor. Eine verschwindend kleine Zahl angesichts der Zahl an Übergewichtigen (40-60 % der Bevölkerung). Zur Orientierung kann angeführt werden, dass solche monogene Defekte fast immer zu einer extremen Adipositas (BMI oft über 40 kg/m^2) bereits in sehr frühem Alter führen.

Die Framingham-Studie, die als echte Langzeitstudie mehrere Generationen im gleichen Lebensalter vergleichen und Menschen verschiedenster ethnischer Herkunft untersuchen konnte, begann in den späten Achtzigerjahren mit genetischen Studien. Es zeigte sich, dass die Ernährung eine von den Genen ganz unabhängige Rolle für die Entwicklung von Übergewicht spielt.

Diese Pionierstudie brachte folgendes Ergebnis: 1615 Personen wurden nach 5 Ernährungsmustern eingeteilt: „Gesundheitsbewusste Kost", „Leichtere Kost", „Normale Kost", die auch Wein enthielt, „Fettreichere Kost" und „Leere Kalorien-Kost". Es zeigte sich, dass das Risiko, übergewichtig zu werden, in der Gruppe, die sich mit einer „Leeren Kalorien-Kost" ernährte, am höchsten war, ganz unabhängig von der genetischen Disposition und ganz unabhängig davon, ob schon Vorerkrankungen bestanden oder nicht.

Und ein bisschen Darwin: The survival of the thickest

Eine Beschäftigung mit den Genen bringt immer auch die Frage nach dem Sinn von biologischen Gegebenheiten mit sich, die Frage nach einem „Warum". Warum also sind unsere Gene dergestalt, dass wir (und zwar offenbar der Großteil der Bevölkerung) zu Übergewicht neigen? Es gibt hier ein langfristiges und ein kurzfristiges Erklärungsmodell. Das kurzfristige Erklärungsmodell bringt Prof. Hermann Liebermeister, Vorstand der Deutschen Diabetiker Union, so auf den Punkt: „Fett übernimmt im Körper sehr vielfältige Aufgaben. Wir brauchen ganz dringend z.B. das Fett in unseren Fußsohlen, sonst würden wir uns dauernd die Füße wund laufen. Fett ist unter anderem ein sehr guter Energiespeicher. Wenn wir nicht in der Lage wären, unsere Kalorien im Fett zu deponieren, müssten wir wie die Schafe oder andere Tiere mehr oder weniger dauernd fressen und hätten keine Zeit für vernünftigere Dinge."

Das langfristige Erklärungsmodell kann in etwa so umrissen werden: Vermutlich handelt es sich bei der Tendenz, alle zugeführte Energie in irgendeiner Weise zu speichern, um eine sehr fürsorgliche Seite der Natur oder um einen Überlebensvorteil von Menschen, die mehr Reserven anlegen konnten. Denn ohne jegliche Phasen von Hunger und Knappheit leben zu dürfen bei gleichzeitigem hohen Komfort (= wenig Bewegung), das ist erst uns, den jetzt Lebenden und der noch nicht ins hohe Alter vorgerückten Generationen vergönnt. In solchen Zeiten schlägt also die an sich sinnvolle Neigung zum Speichern in ihr Gegenteil um. Prof. Liebermeister dazu: „Wenn ich in der Steinzeit gelebt hätte, hätte ich mir eine relativ korpulente Frau ausgesucht, denn diese Frau hätte Reserven gehabt für Zeiten, in denen ich beim Jagen keinen Erfolg gehabt hätte – z.B. um ihre Kinder zu stillen. In der Steinzeit waren im Übrigen in ganz Europa alle bekannten Göttinnen ausgesprochen fett, denken Sie nur an die berühmte Venus von Willendorf."

Es sind also nicht genetische Veränderungen, die sich in den letzten Jahrzehnten vollzogen haben und die derzeitige Adipositas-Epidemie erklären können. Vielmehr kann diese auf die unglückliche Konstellation einer beinahe unbegrenzt möglichen Nahrungszufuhr bei gleichzeitiger genetischer Disposition, die auf Hunger, also Speichern, Bewahren, Aufheben programmiert ist, zurückgeführt werden. Oder, wie Prof. Alfred Wirth, Präsident der deutschen Adipositasgesellschaft und Vorstand an der Teutoburger Wald-Klink sagt: „Die Genetik ist die Basis für die Entwicklung der Adipositas. Die Umwelt bestimmt ihre Ausprägung."

Also: Zu 25–60 % ist Übergewicht genetisch bedingt, um die ganze Spannweite der Angaben zu umfassen. Welche Konsequenzen hat dieses Wissen, dass unserer Neigung zum Essen und Dick-Werden Gene zugrunde liegen? Dass man dagegen nichts machen kann? Sind die Gene ein Freibrief für unkontrolliertes Essen oder sollten wir nicht vielmehr aus einer genetischen Disposition, wenn diese vorliegt, den Schluss ziehen, dass es umso wichtiger ist, auf seine Ernährung zu achten? Auch dazu Prof. Liebermeister: „Es ist schlimm, wenn ein junger und von Natur aus schlanker Arzt oder Ärztin meint, seine dicken Patienten seien alle etwas zu faul und unmäßig. Umgekehrt tun sich aber auch die Patienten häufig schwer, diese Erbanlagen zu akzeptieren und mit ihnen umzugehen. Wenn Sie merken, dass Sie ein guter Futterverwerter sind, dann müssen Sie das bei Ihrer Ernährung berücksichtigen und kleinere Portionen essen als andere Menschen um Sie herum, ebenso wie Sie auch unterschiedliche Dinge beachten, wenn Sie als Junge oder als Mädchen auf die Welt kommen."

Die Genetik setzt den ersten Satz der Wärmelehre nicht außer Kraft: „Aus dem Nichts kann keine Energie gewonnen werden" Unser Gewicht ist und bleibt also ein Resultat unserer langfristigen Kalorienbilanz. Und da die Natur in unseren Genen nur Jahrtausende währende Bedingungen speichert und diese nicht alle paar Jahre ändert, hat sie uns auch noch kein Gen für ein vernünftigeres Essverhalten in Überflusszeiten mitgeben können. Dieses Verhalten können wir aber und werden wir auch selbst entwickeln.

Ernährungs- und Lebensgewohnheiten vom 19. bis zum 21. Jahrhundert

Die Zustände Unterernährung bzw. Überernährung werden in erster Linie vom Ausmaß der Kalorienzufuhr bestimmt. Die Graphik auf Seite 142 zeigte, wie der durchschnittliche tägliche Kalorienbedarf (durch körperliche Arbeit) im Zeitraum von 1882-1972 drastisch gesunken und im gleichen Zeitraum der durchschnittliche Kalorienkonsum deutlich angestiegen ist. Bestand 1882 ein durchschnittliches tägliches Kaloriendefizit von etwa 500 kcal im Vergleich zum Bedarf, so war die Situation 1972 genau umgekehrt – ein Plus von täglich 500 kcal. Nimmt man nur die Kalorienbilanz als Ernährungskriterium, haben wir also in den 1950er-Jahren am gesündesten gelebt.

Anhand konkreter Beispiele lässt sich anschaulich zeigen, wie dieses Mehr an Kalorien zustande gekommen ist. Ein typisches (oberösterreichisches) Frühstück bestand 1940 aus einer Tasse Milch (250 ml) und einer Scheibe Schwarzbrot. Dies ergab 257 kcal bzw. 9 g Fett. Ein Schulkind 1970, das noch in relativ bescheidenen Verhältnissen lebte, berichtet von einer Tasse Malzkaffe mit Milch und Zucker sowie einer Scheibe Schwarzbrot mit Butter und Marmelade, das macht zusammen 324 kcal bzw. 19 g Fett. Ein zwar nicht alltägliches, aber durchaus bewältigbares Frühstück für die gleiche Person bestand 2.000 aus einem Kännchen Kaffe mit Milch und Zucker, einem Glas Orangensaft, einer Scheibe Schwarzbrot, Butter, zwei Blatt Käse, zwei Blatt Schinken, einem weichen Ei, einer Semmel sowie Honig und bedeutete 745 kcal bzw. 35 g Fett!

Die Zunahme der Nahrungszufuhr war aber nicht gleichmäßig auf alle Lebensmittelgruppen verteilt. Nahrungsmittelgruppen mit einem sehr raschen Zuwachs waren Eier, Zucker, Milch und Milchprodukte, wobei letztere nach einem Höhepunkt in den 1950-60er Jahren wieder sinkende Tendenz aufweisen. Enorm angestiegen ist auch der Bierkonsum (um das Fünffache!). Der Anstieg des Weinkonsums nimmt sich dagegen bescheiden aus, beträgt aber ebenfalls 100 %. Deutlich angestiegen ist der Verbrauch von Schweinefleisch und Geflügel, mäßig jener von Rindfleisch. Die Veränderungen der Landwirtschaft und Wirtschaft insgesamt nach dem Zweiten Weltkrieg führten zu Veränderungen in enormen Ausmaßen. Dagegen nehmen sich Einbrüche, wie zum Beispiel der Rückgang des Rindfleischkonsums nach dem Auftreten der BSE-Fälle nur sehr bescheiden aus. Dies mag eine Vorstellung davon geben, wie grundsätzlich sich unser Ernährungsmuster im 20. Jh. gewandelt hat.

Der Verbrauch an Weizen ist annähernd gleich geblieben, während der Roggenverbrauch sogar Einbußen zu verzeichnen hatte. Dies ist auf das Zurücktreten des Schwarzbrotes zugunsten des Weißbrotes zurückzuführen und hat eine drastisch verringerte Ballaststoffzufuhr zur Folge. Denn Roggen ist nicht nur der Hauptlieferant für Schwarzbrot mit einem höheren Anteil an Ballaststoffen (und Mineralstoffen) als Weißbrot, selbst bei gleichem Verschrotungsgrad hat Weizen weniger Ballaststoffe als Roggen. Der Konsum von Gemüse stieg moderat, jener von Kartoffeln und Hülsenfrüchte sank sogar drastisch – wiederum wichtige Ballaststoffspender.

Hat sich die Qualität der Ernährung in den letzten Jahrzehnten gebessert? Hier muss eine sehr differenzierte Antwort gegeben werden. Wir haben zwar eine Vielfalt an Nahrungsangeboten, wie es sie noch nie gab, doch neigen viele zur eintönigen, immer wiederkehrenden Essensauswahl. Die Versorgung mit Nährstoffen sollte bei der Vielfalt des Nahrungsangebotes keine Probleme bereiten, tatsächlich gibt es aber aufgrund von Monokulturen und Massenproduktion und vor allem schneller Aufzuchtsweise und frühen Erntezeiten eine Tendenz zum Nährstoff – und vor allem Geschmacksstoffverlust.

Auch die Art der Nahrungszufuhr hat sich sehr verändert. Aß man Mitte des 20. Jahrhunderts fast ausschließlich im Familienkreis, nimmt heute vielfach jeder seine Nahrung nach seinem eigenen Zeitplan und Geschmack zu sich. Gemeinsames Essen ist in vielen Familien nicht einmal mehr die Regel. Immer mehr wird auch außer Haus verzehrt. Die berufliche Situation bestimmt dabei weitgehend die Essenszeiten und die Zeit, die man sich fürs Essen nimmt. Wenn noch das Abendessen zu Hause gemeinsam verzehrt wird, dann oft bei laufendem Fernseher.

Was sich aber leider noch zu wenig geändert hat: Noch immer gilt viel essen als Kriterium für tolles Essen – und so manche Gasthauskette ist wegen ihrer Riesenportionen beliebt, trotz allerschlechtester Qualität.

Wie sieht es mit den einzelnen Qualitätskriterien im Detail aus?

Heute sind Südfrüchte und exotisches Obst in jedem Supermarkt erhältlich. Man braucht dafür nicht einmal mehr in ein Fachgeschäft zu gehen. Andererseits ist die enorme Artenvielfalt des heimischen Obstes verloren gegangen. Kannte ich persönlich als Kind an die 20 essbaren Apfelsorten, beschränkte sich das Angebot an Äpfeln vor zehn Jahren im Supermarkt auf Golden Delicious, Granny Smith und Jonathan. Heute beginnt man wieder, das Angebot aufzubessern, doch sehr viel mehr als fünf bis sechs Apfelsorten schafft ein gewöhnlicher Supermarkt auch heute noch nicht. Auch die Vielfalt der Kuchen und Backwaren beschränkt sich mehr und mehr auf wenige Geschmacksrichtungen. Die Fertig- und Halbfertigprodukte lassen einen Zwetschgenkuchen immer weniger von einem Marmorkuchen unterscheiden, und da macht es auch schon nicht mehr allzu viel aus, wenn sich die Form des Gebäcks immer mehr auf Muffins und Beagles reduziert.

Die nächste Frage, die sich stellt, ist, ob das vielfältige Angebot tatsächlich genutzt wird. Jugendliche, die vier Mal pro Woche zu McDonalds gehen, werden kaum all Ihre Nährstoffbedürfnisse abdecken können. Es ist erstaunlich zu beobachten, wie viele immer wieder zur gleichen Wurst, zum gleichen Käse usw. greifen. Möchten Sie ein Experiment machen? Versuchen Sie aufzulisten, was Sie vor zehn Jahren bei einem typischen Einkauf in den Einkaufswagen gepackt haben. Welches Brot? Welche Wurst? Welchen Käse? Welches Obst? Welche Getränke? Welches Gemüse? Welche Fertiggerichte? Und wie sieht ein Einkaufswagen heute aus?

Lebensmitteln können heute zwar mit fast jedem gewünschten Zusatz angereichert werden, doch soll dies nicht darüber hinwegtäuschen, dass die Nährstoffdichte bei großindustriell erzeugten Lebensmitteln nicht die gleiche sein kann wie bei jenen, die eine ganze Saison in der Sonne reifen durften. Ich persönlich war z.B. beeindruckt von dem Aroma und dem Geschmack der ersten Kiwis. Heute sind sie sauer und hart sind und schmecken einfach nach nichts mehr. Auch wenn es bestritten wird, dass der Nährstoffgehalt mit zunehmender Industrialisierung der Landwirtschaft sinkt, anhand des Geschmackes erlaube ich mir ein Urteil, und dieses fällt nicht zugunsten der Massenprodukte aus.

Die Neigung zu Weißbrot und faserlosem Gemüse hat zu einem drastischen Abfall der Ballaststoffzufuhr geführt. Übergewicht (zu kalorienreiche Ernährung) und Bewegungslosigkeit tragen das ihre dazu bei und so sind chronische Verdauungsstörungen heute fast ein Normalzustand geworden. Eine Verbesserung ist sicherlich bezüglich Schadstoffe eingetreten. Hier weiß man heute mehr über mögliche Risiken, vieles wurde verboten, was noch vor ein paar Jahrzehnten regelmäßig verwendet werden durfte und die Kontrollen sind – nicht zuletzt aufgrund des gestiegenen Bewusstseins der Konsumenten – besser geworden. Neue Produkte tauchen jedoch auf – synthetische Stoffe, neue Herstellungsverfahren, gentechnisch veränderte Lebensmittel, und ihre bisher noch nicht abschätzbaren Risiken.

Da neben der Kalorienaufnahme die größten Veränderungen in unseren Ernährungsgewohnheiten vermutlich die Ballaststoffe betreffen, sei hier nochmals auf deren Bedeutung eingegangen. Ballaststoffe sind zwar Stoffe, die nicht verdaut, also nicht vom menschlichen Körper aufgenommen werden können. Deshalb sind sie aber lange noch nicht wertlos (wie tatsächlich manche verantwortungslose „Ernährungsexperten" behaupten). Ballaststoffreichere Kost muss länger gekaut werden. Dies führt zu einer besseren Zerkleinerung der Nahrung und Durchmischung mit Speichel und damit zu einer verzögerten Nahrungsaufnahme, aber auch zu einer besseren Nahrungsvorbereitung für den Prozess der Verdauung. Das Sättigungsgefühl tritt früher ein. Ballaststoffreiche Kost verweilt länger im Magen und Dünndarm, den Organen, in denen sie aufgeschlossen und aufgenommen wird. Das Sättigungsgefühl ist daher auch länger anhaltend. Der langsamere Aufschluss der Nahrung bewirkt einen weniger steilen Insulinanstieg im Blut, dadurch weniger Heißhungerattacken und weniger Risiko, an Insulinresistenz (sprich: Diabetes mellitus) zu erkranken. Im Dickdarm, dem Ort der Eindickung und Ausscheidung, bewirken Ballaststoffe eine größere Fülle unverdaulicher Substanzen, die zudem meist auch noch Flüssigkeit aufnehmen können und beschleunigen dadurch die Darmpassage (sprich: den Stuhlgang). Ballaststoffe regulieren auch die Darmflora in sehr positiver Weise. Das Resultat ist mehr, weicherer, leichterer und beschleunigter Stuhlgang. Durch die beschleunigte Dickdarmpassage ist der Darm nur kürzere Zeit den aggressiven Verdauungssubstanzen (z.B. Gallensäuren) ausgesetzt, die eine wichtige Rolle bei der Entstehung von Darmkrebs spielen. Eine ballaststoffreiche Kost senkt nachgewiesenermaßen das Risiko für Diabetes Mellitus, Darmkrebs, Verdauungsstörungen, Hämorrhoiden, aber auch erhöhte Blutfette.

Essenszeiten und Orte

Immer mehr wird unsere Ernährung von unseren beruflichen Gegebenheiten bestimmt. Und da auch diese immer unregelmäßiger (im modernen Sprachgebrauch: flexibler) werden, wird es auch unsere Ernährung. Die Folgen daraus sind, dass wir immer weniger definierte Mahlzeiten kennen. Viele ernähren sich bereits von einem steten Happen dazwischen, andere entwickeln sich gerade so zum Daueresser, da der Überblick über die tatsächlich verzehrten Mengen verloren geht. Klinisches Abteilungspersonal, das mit Übergewicht zu tun hat und dabei den Standard eines Ernährungsprotokolls einsetzt, berichtet davon, dass bei vielen Probanden alle 10 Minuten eine Speise oder ein Getränk verzeichnet ist und bisweilen keine definitiven Mahlzeiten mehr ausgemacht werden können. Der Häppchenesser und der Daueresser sind also die Folgen dieser flexiblen Ernährungsweise, ebenso der

Abendesser. Über die Bedeutung der Kalorienzufuhr am Abend wird heftig diskutiert. Manche sind der Auffassung, dass es lediglich auf die Menge der Kalorien ankomme und nicht auf den Zeitpunkt, wann diese zu sich genommen werden. Dass aber abends – oder eigentlich nachts – die Verdauung nicht in demselben Ausmaß arbeiten kann wie untertags im Aktivzustand, und dass auch der Schlaf mit vollem Magen nicht gerade der beste ist, darf wohl als gesichert gelten. Wir beobachten insbesondere bei Personen, die nach einer Phase der Gewichtsabnahme plötzlich einen Stillstand verzeichnen, dass wieder ein Fortschritt erzielt werden kann, wenn sie die Abendmahlzeiten reduzieren oder überhaupt streichen. Und vielfach ist dies verbunden mit einem insgesamt gesteigerten Wohlbefinden.

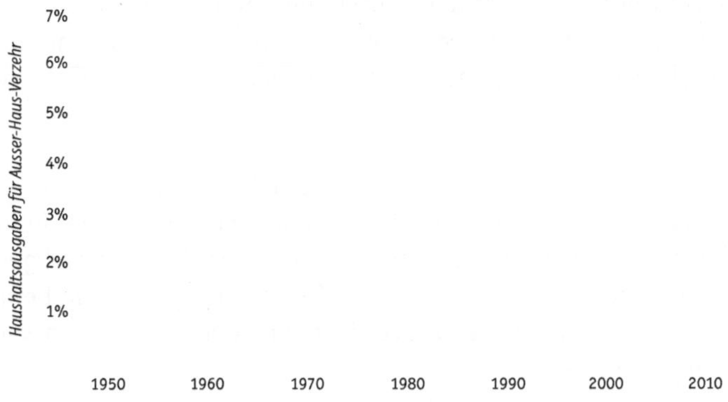

Außer-Haus-Verzehr (aus: Schweizerische Gesellschaft für Ernährung: „Fast Food und Gesundheit")

Die Folgen einer kalorienreichen und ballaststoffarmen Ernährung treten heute klar zu Tage: Übergewicht, das bereits die Hälfte der Bevölkerung und immer Jüngere betrifft, damit verbunden oder auch unabhängig davon: Bluthochdruck, Herzgefäßerkrankungen bis hin zum Herzinfarkt, Schlaganfall, andere Gefäßerkrankungen, wie z.B. der Beinarterien, Baucharterien u.a., Diabetes Mellitus und Karies, um nur die häufigsten zu erwähnen. Andererseits wird – gerade in den USA – vermehrt wieder über Mangelernährung in Hinblick auf bestimmte Nährstoffe berichtet. Gerade bei Älteren und in armen Bevölkerungsschichten, die sich vorrangig von billigem Toastbrot mit ein wenig Belag ernähren müssen, kommt es nicht selten zu einem Mangel an Vitamin B, D, Eisen und Calcium, um nur die wichtigsten Elemente zu nennen. Die Einseitigkeit der Ernährung führt gelegentlich zu Zustandsbildern, die bei dem vorliegenden Angebot nicht notwendig wären.

Herstellungs- und Zubereitungsverfahren

Die neuen Aufzucht-, Herstellungs-, Transport- und Zubereitungsverfahren ermöglichen, dass viele Produkte jederzeit und an (fast) jedem beliebigem Ort angeboten werden können. Dadurch ist der saisonale Charakter vieler Produkte verloren gegangen. Das ganze Jahr über gibt es Tomaten, Zitrusfrüchte, Faschingskrapfen, Lebkuchen, usw. Es liegt mir fern, mich über dieses Angebot zu beklagen, doch was ich als Verlust empfinde, ist die fehlende Freude über das Wiederauftauchen einer bestimmten Speise. Es ist kein Mehr an Lebensqualität, wenn man zu Weihnachten bereits keine Weihnachtskekse mehr sehen kann. Eine Möglichkeit besteht sicher darin, bestimmte Dinge ganz bewusst auf bestimmte Zeiten zu beschränken. Oder, wer dies nicht schafft, zumindest immer auf Vielfalt und Abwechslung zu achten, auch immer wieder einmal etwas Neues zu probieren.

Andererseits aber bieten neue Produkte, speziell die Convenience-Produkte, neue Möglichkeiten einer gesunden Ernährung. Convenience-Produkte sind halb oder fast fertig zubereitete Lebensmittel, z.B. gewaschener und geschnittener Salat, aus denen mit wenigen Handgriffen ein fertiges Gericht hergestellt werden kann. Der Convenience-Food Markt ist einer der am stärksten wachsenden Lebensmittelsektoren.

Wir ernähren uns heute wahrscheinlich besser und vielfältiger,
ganz sicher aber ausreichender. Ernähren wir uns aber auch gesünder?

Ja	*Nein*
mehr Frischwaren	*zu wenig Faserstoffe*
mehr Obst und Früchte	*zu viel Fett*
mehr Milch und Milchprodukte	*zu viel Salz*
mehr Gemüse	*zu viele Kalorien*
mehr Fleisch	*zu wenig Bewegung*
mehr Vielfalt	*zu viel*
weniger Schadstoffe	*zu schnell*
schonendere Herstellungsverfahren	*schnelle Aufzucht*
schonendere Lagerungsmethoden	*künstliche Reifung*

Was können wir tun?

- *wählerisch sein – guten Geschmack zeigen*
- *bewusst essen*
- *viel Verschiedenes essen*
- *Qualität einfordern*
- *Verhaltensweisen, die früher sehr wohl Sinn hatten, immer wieder auf ihre aktuelle Zweckmäßigkeit überprüfen*
- *kritisch den neuen Ernährungstrends gegenüber bleiben*
- *Extreme vermeiden*
- *in Bewegung bleiben*

Bei den Ernährungstrends, die oft sehr schnell wechseln und oft als Reaktion auf bestimmte Missstände aufzufassen sind, fällt die Unausgewogenheit auf. Anhand weniger Beispiele möchte ich skizzieren, wie radikale Maßnahmen, die nur einen Aspekt berücksichtigen, fast immer zu unerwünschten Begleiterscheinungen führen.

Beispiel Cholesterin

Nachdem das Cholesterin als Risikofaktor für die koronare Herzerkrankung bekannt wurde, kam es vielfach zu einer Cholesterinphobie. Viele fürchteten sich geradezu vor einem Ei. Dass dies einer der hochwertigsten Eiweißlieferanten ist, den wir zur Verfügung haben, wurde dabei übersehen. Die Lösung ist also nicht: kein Ei mehr, sondern: keine zehn Eier pro Woche mehr!

Beispiel Eiweißzusatz

Eiweißpräparate werden aus ästhetischen Gründen (in Fitnesscentern), aber auch unter dem Mäntelchen der ernährungsphysiologischen Notwendigkeit verkauft. Der durchschnittliche Eiweißkonsum ist ohnehin höher als empfohlen (etwa 1,2 g anstatt 0,8 g/kg Körpergewicht). Bei ausgewogener Ernährung besteht absolut kein Anlass, Eiweiß zusätzlich zu sich zu nehmen. Diese Präparate erhöhen auch das Risiko einer Nierenschädigung. Zu viel Fett und zu viel Kohlenhydrate speichert der Körper in seinen Fettdepots. Das ist nicht gut, aber auch nicht unmittelbar gefährlich. Zu viel Eiweiß muss über die Nieren ausgeschieden werden, und deren Kapazität ist nicht unbegrenzt.

Beispiel Ballaststoffe

Manche meinen es besonders gut und kauen Würfel um Würfel Ballaststoffkonzentrat. Möglicherweise wird dabei auch kaum etwas getrunken. Die Folge ist eine massive Verstopfung bis hin zum Darmstillstand. Weniger drastisch, aber deshalb nicht weniger bedeutend: Eine große Menge an Ballaststoffen führt zu einer Hemmung der Aufnahme von Spurenelementen.

Diese Beispiele sollen andeuten, dass sich jedes Ernährungsextrem körperlich negativ auswirkt. Unser Körper besteht aus Nervenzellen, die hochwertige Fettsäuren brauchen, er besteht aus Muskeln und Hirn, die Blutzucker (sprich: Kohlenhydrate) brauchen, er besteht aus einem Kreislauf, der Flüssigkeit (sprich: Wasser) braucht, er besteht aus Eiweiß, das auf- und abgebaut werden muss usw. Jede einseitige Ernährung muss also irgendwo zu einem Problem führen. Es gilt daher, die einzelnen Nährstoffe in einem ausgewogenen Verhältnis zuzuführen, will man alle Organe und Körperfunktionen fit halten.

Nun möchte ich nochmals auf das tägliche Plus von 500 kcal zurückkommen und anhand einer einfachen Berechnung die Bedeutung dieses Überschusses darstellen: Ein täglicher Überschuss von 500 kcal ergibt einen Überschuss von 3.500 kcal pro Woche. Um ein kg Fett aufzubauen, bedarf es eines Überschusses von 7.000 kcal. Daher bedeuten 3.500 kcal plus pro Woche ein halbes Kilogramm Fettzunahme pro Woche bzw. ein tägliches Plus von 500 kcal über ein Jahr 25 kg Fettzunahme pro Jahr!

Insgesamt also prägen eine ganze Reihe von Veränderungen unsere Ernährungsgewohnheiten. Von einer geänderten Lebensmittelproduktion bis zu geänderten Essenszeiten und -orten; von einer stärkeren Vielfalt bei gleichzeitiger Einseitigkeit, bis hin zu einem vermehrten Interesse an „Wellness Food", an „Ethnik Food" und an „Convenience Food ".

Die Geschichte der Diäten

Viktoria Scherrer

Das Wort „Diät“ leitet sich ab vom griechischen „diaita“ und bedeutet „Lebensweise“. Geprägt wurde dieser Begriff bereits von Hippokrates (460-370 v. Chr.), der schon früh festgehalten hat, dass ein gewisser Zusammenhang zwischen Gesundheit und Ernährung besteht. Hippokrates' Lehren umfassen nicht nur die Ernährung, sondern viele Lebensbereiche und waren darauf ausgerichtet, ein generelles Gleichgewicht zwischen den „res non naturalis“ (Licht und Luft, Speis und Trank, Arbeit und Ruhe, Schlafen und Wachen, Ausscheidungen und Absonderungen sowie den Zuständen des Gemüts) zu schaffen. Seine Ernährungsempfehlungen waren also nur eine der Komponenten seines ganzheitlichen Konzepts.

Noch lange Zeit wurde die Ernährung als Teil einer umfassenderen Lehre vom „richtigen“ Leben behandelt. So zum Beispiel auch im Mittelalter, wo vor dem Hintergrund der Religion, angespornt von einigen Zitaten aus der Bibel, zahlreiche „diätische Vorschriften für Speis und Trank“ aufgestellt wurden. Bekannteste Autorin ist hier wohl die Äbtissin Hildegard von Bingen (1098-1179), von der Empfehlungen stammen, wie z.B. „Nach dem Essen sollst du ruhn oder tausend Schritte tun.“ Seit Beginn der Rainnaissance (14. Jahrhundert) wurden aber in der Medizin derartige Fortschritte erzielt, dass man viele alte Lehren als unwissenschaftlich und unbeweisbar verwerfen musste. In den folgenden Jahrhunderten standen vor allem konkrete Zusammenhänge zwischen Ernährung und bestimmten Krankheiten (Cholera, Typhus usw.) im Zentrum der Diätetik und es wurden zahlreiche Abhandlungen über Therapie und gesunde Lebensweise verfasst.

Am Anfang des 20. Jahrhunderts begann schließlich die Suche nach Methoden aller Art gegen erste Wohlstandserscheinungen der neu entstandenen bürgerlichen Oberschichten. So entwickelte F.X. Mayr seine Diät, mit der er seine (meist wohlhabenden) Patienten von Verstopfungen kurieren wollte, und auch erste Kalorientabellen wurden im Laufe dieses Jahrhunderts populär.

Und heute?

Heute wie damals beschäftigen Ernährungsempfehlungen die Menschen aus Gründen der Gesundheit, der Schönheit, des Wohlbefindens oder einer Lebenseinstellung und es sind unzählige Diäten und Ernährungslehren bekannt. Die neuesten Erkenntnisse aus der Wissenschaft sorgen für stete Innovationen, doch genauso erfreuen sich ganzheitliche Ideen, zum Beispiel aus dem asiatischen Bereich, einer großen Beliebtheit. Die Beurteilungen dieser Konzepte reichen von „empfehlenswert" über „sehr aufwändig, aber unbedenklich" bis hin zu „gesundheitsgefährdend". Hier ein kurzer historischer Überblick über die gängigsten Diäten und Ernährungslehren und was man von ihnen erwarten kann:

Nahezu ein Evergreen im Diätgeschehen ist die Trennkost.

Diese wurde von dem Arzt Howard Hay (1866-1940) begründet und basiert auf der Annahme, dass Kohlenhydrate und Fett gleichzeitig nicht optimal verdaut werden könnten und gegebenenfalls zu einer Übersäuerung des Körpers führten. Wissenschaftlich ist das allerdings längst widerlegt. Etwaige Abnehmerfolge mit dieser Methode sind meist darauf zurückzuführen, dass bei Einhaltung der Regeln viele deftige Speisenkombinationen nicht mehr erlaubt sind und es zu einer generell begrüßenswerten Ernährungsumstellung auf weniger Fleisch und mehr Gemüse und Vollkornprodukte kommt. Um sich auf Dauer nach dieser Kostform gesund und ausgewogen zu ernähren, bedarf es jedoch viel Fachwissens und einer sehr sorgfältigen Lebensmittelauswahl. Ein Grund dafür ist, dass viele Lebensmittel sowohl Kohlenhydrate als auch Eiweiße enthalten und laut Trennkost zu meiden sind. Es besteht die Gefahr eines Mangels an Eisen, Kalzium, hochwertigem Protein und auch an B-Vitaminen.

Neben der klassischen Trennkost gibt es mittlerweile auch bekannte Abwandlungen, wie zum Beispiel die 1985 veröffentlichte „Fit for Life-Diät" vom amerikanischen Ehepaar Diamond oder der „Kensington Diät" des ehemaligen Ernährungsberaters Lady Dianas. Diese sind ebenso wenig empfehlenswert wie die ursprüngliche Trennkost.

Auch die Grundzüge der Säure-Basen-Diät sind von Hay's Theorien abgeleitet, wobei sich diese auf seine Idee der Übersäuerung konzentriert. Deswegen werden die Lebensmittel in säure- und basenbildende eingeteilt, die in einem Verhältnis von 20:80 aufgenommen werden sollen. Nun aber ist wissenschaftlich längst bewiesen, dass der Körper auch bei unterschiedlichster Lebensmittelauswahl in der Lage ist, sein Säure-Base-Gleichgewicht zu halten. Begrüßenswert ist, dass viele Obst- und Gemüsesorten zu den Basenbildnern gerechnet werden und die Empfehlungen hierfür dementsprechend hoch sind. Auch diverse Milchprodukte dürfen ohne weiteres konsumiert werden, da diese als neutral gelten. Positiv ist auch die Einschränkung von Fleisch, ein wenig kritisch zu sehen ist hingegen die empfohlene Reduktion von Fisch, Getreide und Brot. Bei einer sorgfältigen Lebensmittelzusammenstellung ist eine gesunde Dauerkost mittels der Säure-Basen-Diät jedoch möglich.

(Heil)Fasten – F.X. Mayr-Diät

Über sehr lange Zeit gehalten haben sich auch die bereits angesprochenen Ideen des österreichischen Arztes Franz Xaver Mayr (1875-1965). „Gesunde Wurzeln sind die Voraussetzung für einen gesunden Baum. Ein gesunder Darm ist die Voraussetzung für einen gesunden Menschen." (F. X. Mayr).

So sein Motto unter dem er die alte Idee des Fastens als Kur zur Reinigung des Darms wieder aufgriff. Nach F.X. Mayr wurden ursprünglich nur alte Semmeln (in Milch getunkt) gekaut, der Darm mittels Glaubersalzes gereinigt und durch Bauchmassagen angeregt. Dass man dabei auch einige Kilogramm an Gewicht verliert, ist bei der geringen Kalorienzufuhr nicht überraschend. Jedoch auch Mayr selbst sah seine Kur nur als Anstoß, seine Ernährungsgewohnheiten zu überdenken und wollte mit dem langsamen Kauen der Semmeln wieder zu einem Essen ohne Hast zurückführen. Das kann man dem Heilfasten auch heute noch zu gute halten. Es sollte aber ausschließlich unter ärztlicher Aufsicht und bei großer genereller Schonung durchgeführt werden, da es zu Kreislaufbeschwerden und Stoffwechselstörungen kommen kann.

Angelehnt an das Prinzip des Fastens entstanden auch Diäten wie z.B. die (Kohl)Suppen-Diät, die aber auf Grund der extrem niedrigen Kalorienzufuhr und ihrer Einseitigkeit bestenfalls als Einstiegsdiät und ebenfalls nur unter ärztlicher Aufsicht durchgeführt werden sollte. Auch die Null-Diät ist – wie unschwer zu erkennen – vom Fasten abgeleitet, wobei hier nur noch Wasser und Kräutertees zu sich genommen werden. Dies ist völlig abzulehnen. Sie führt leicht zu Mangelsymptomen wie Müdigkeit, Konzentrationsschwäche und Kopfschmerzen, begünstigt Gichtanfälle und der Jojo-Effekt ist nahezu vorprogrammiert.

Low-Carb Diäten

1972 veröffentlichte der amerikanische Kardiologe Robert Atkins (1930-2003) einen völlig neuen Ansatz zur Gewichtsreduktion - die Atkins-Diät. Hier soll es durch eine starke Einschränkung der Kohlenhydrate in der Nahrung zu einer Stoffwechselumstellung kommen, bei der der Körper Nahrungsfett nicht mehr gut verwerten kann und zudem gezwungen ist, seine Fettdepots anzugreifen. In der ersten Diätstufe dürfen entsprechend den späteren Veröffentlichungen Atkins etwa 60 g Kohlenhydrate täglich aufgenommen werden, eine Menge, die je nach Abnehmerfolg erhöht oder auch gesenkt werden kann. Fett- und proteinreiche Nahrungsmittel sind hingegen unbegrenzt erlaubt. Die Folge der Empfehlungen ist eine sehr unausgewogene Ernährung, bei der Obst und Gemüse nur sehr eingeschränkt konsumiert werden. Neben daraus möglicherweise resultierenden Mangelerscheinungen kann es leicht zu einer schweren Verstopfung kommen. Die hohe Proteinaufnahme erhöht das Risiko einer Nierenschädigung und der oft enorme Fleischkonsum begünstigt das Entstehen von Gicht.

Obwohl schnelle Abnehmerfolge erzielt werden können, ist von dieser Ernährungsform aufgrund der Gesundheitsrisiken absolut abzuraten. Langfristig kann die Diät ohnehin kaum durchgehalten werden und so ist der anfänglich große Gewichtsverlust schnell wieder vergessen. Auch von der Atkins-Diät gibt es mittlerweile zahlreiche Varianten: die Hollywood-Diät, die Lutz-Diät, die Max-Planck-Diät, die Scarsdale-Diät, die Sears-Diät sowie die Mayo-Diät, die alle auf dem „Low-Carb"(wenig Kohlenhydrate)-Prinzip basieren und daher genauso abgelehnt werden müssen wie die ursprüngliche Atkins-Diät.

Die seit den 1980er Jahren bekannte Methode nach Michel Montignac schreibt den Kohlenhydraten ebenfalls eine große Bedeutung beim Gewichtsverlust zu. Er propagiert deren Einteilung gemäß ihres glykämischen Index (GI) und beruft sich auf Studien, die beweisen sollen, dass der Insulinspiegel in direktem Zusammenhang mit der Gewichtszunahme steht. Tatsächlich hemmt eine Insulinausschüttung kurzfristig den Fettabbau, langfristiges Ab- oder Zunehmen ist aber für die meisten Wissenschafter immer noch eine Frage der Energiebilanz.

Der glykämische Index gibt an, wie sehr ein Lebensmittel den Blutzuckerspiegel (und in Folge auch den Insulinspiegel) im Vergleich zum Verzehr von reinem Zucker steigen lässt. Produkte mit hohem glykämischen Index lassen den Blutzuckerspiegel stark ansteigen und sorgen daher für eine entsprechende Insulinantwort. Deswegen sollten diese Lebensmittel laut Montignac gemieden werden. Was Weißbrot und Süßigkeiten betrifft, decken sich hier seine Empfehlungen auch mit jenen der Ernährungswissenschafter. Dass allerdings auch z.B. Kartoffeln (GI von über 90) gemieden werden sollen, wird eher kritisch gesehen, genauso wie einige Empfehlungen von fettem Fleisch und Käse. Wenn man beim Einteilen der Kohlenhydrate aber auch noch auf eine nicht allzu hohe Fettzufuhr achtet, können Montignacs Empfehlungen zu einer Kost reich an Vollkornprodukten und Obst führen, die durchaus als Dauerernährung geeignet ist. Positiv ist weiters die Einteilung der Diät in eine Abnehm- und eine Lernphase, bei der eine Ernährungsumstellung gefestigt werden soll. Mittlerweile ist diese Ernährungsform auch als Glyx-Diät oder LoGI-Diät bekannt.

Formula-Diäten

Eine weitere große Erneuerung in der Diätszene gab es in den 1980er Jahren durch Herwig Ditschuneit. Ihm wird mit der Anwendung des proteinmodifizierten Fastens die Erfindung der so genannten Formula-Diäten zugeschrieben. Er setzte in der Therapie schwer übergewichtiger Patienten erstmals eine Flüssignahrung auf Proteinbasis ein, mit der eine genau definierte Kalorien- und Nährstoffmenge zugeführt wurde. Je nach Schwere des Falls werden eine oder mehrere Mahlzeiten durch die Flüssignahrung ersetzt. Diese Diät sollte nur unter ärztlicher Aufsicht für zwei bis zwölf Wochen durchgeführt werden und lediglich als Einstieg für eine generelle Ernährungsumstellung dienen.

Das Konzept wurde bereits von zahlreichen Herstellern in Form von industriell gefertigten, kaloriendefinierten Produkten aufgegriffen und vermarktet. Mittlerweile gibt es neben Fertigdrinks und Suppen auch bereits Riegel und Kekse, die rein chemisch gesehen ernährungsphysiologisch ausgewogen zusammengestellt sind. Ob man damit abnimmt und ausreichend mit Nährstoffen versorgt wird, hängt also von der Menge der konsumierten Produkte und deren Verhältnis zu gegebenenfalls zusätzlich konsumierter Nahrung ab. Da Essen für die meisten aber viel mehr bedeutet als nur Nährstoffe zu sich zu nehmen, und die Geschmacksrichtungen der Produkte oft nur von Schokolade über Vanille bis Erdbeere reichen, sind die Grenzen dieser Diäten schnell erreicht. Nachdem ein Lerneffekt für eine zukünftige Ernährungsumstellung nicht zu erwarten und der Heißhunger auf „richtige Nahrung" dann meist sehr groß ist, müssen hier die Anwender mit einem Jojo-Effekt rechnen.

Diäten asiatischen Ursprungs

Spätestens in den 1970er Jahren erlebten asiatische Lebens- und Ernährungsphilosophien nach den USA auch einen ersten Popularitätsaufschwung in Europa. So wurde 1975 von Wieke und Adelbert Nelissenin in Amsterdam das Ost-Westzentrum gegründet, das erste international ausgerichtete Studienzentrum für Makrobiotik in Europa. Der Name Makrobiotik stammt aus dem Griechischen und bedeutet „Lehre vom großen Leben". Formuliert wurde diese sehr umfassende Lehre von George Oshawa (1893-1966). Eine der Grundthesen darin ist, dass das Universum aus zwei unterschiedlichen Kräften besteht: dem Yin und dem Yang. Auch den Lebensmitteln wird hier entweder Yin oder Yang zugeschrieben und die Ernährung soll darauf ausgerichtet werden, ein optimales Verhältnis der beiden zueinander (5:1) zu erhalten. Besonders schwierig ist, dass die Zubereitung von Lebensmitteln die Zuordnung von Yin oder Yang verschieben kann und es so nahezu zur Wissenschaft wird, die

Speisen richtig zu beurteilen. Die ursprüngliche Lehre sah einen dreistufigen Ernährungsplan vor, an dessen Ende eine Reduzierung auf ausschließlichen Getreidekonsum stand. Diese extreme Einseitigkeit führt zu schweren Nährstoffmängeln und ist absolut abzulehnen.

Michio Kushi modernisierte in den 1960 Jahren die Ideen der Makrobiotik und sorgte damit für den bereits angesprochenen Boom in den USA und Europa. Basis dieser Ernährungsform ist nach wie vor Vollkorngetreide, mit frischem Gemüse, Nüssen, Samen, fermentierten Sojaprodukten, Algenprodukten und in geringen Mengen Obst. Fleisch und Milchprodukte werden abgelehnt. Daher kann es leicht zu Mängeln an den Vitaminen B12, D sowie an Eisen und Kalzium kommen. Eine gesunde Dauerkost kann nur durch sehr sorgfältige Lebensmittelauswahl erreicht werden. Schwangere, Stillende und Kinder haben einen besonders hohen Bedarf an den oben genannten Nährstoffen und können diesen über makrobiotische Ernährung nicht decken. Makrobiotisch ernährte Kinder zeigten in Studien schwer ausgeprägte Wachstumsstörungen und Mangelerscheinungen. Für sie ist diese Ernährungsform daher gänzlich ungeeignet.

In den letzten Jahren erhielt auch eine andere asiatische Ernährungsform immer mehr Zuspruch: jene nach den Prinzipien des Ayurveda. Ayurveda bezeichnet eine traditionelle indische Heilkunst und bedeutet frei übersetzt „Lebensweisheit“. Auch hier sind die Ernährungsempfehlungen Teil einer umfassenderen Lebenslehre. Für diese werden die Menschen gemäß ihrer Lebensenergien Vata, Pitta und Kapha in unterschiedliche Typen mit individueller Nahrungsmittelauswahl eingeteilt. Die Basis für alle Ernährungstypen bilden jedoch reichlich pflanzliche Lebensmittel und auch Milchprodukte. Fleisch, Fisch und Eier werden nur begrenzt aufgenommen. Dadurch kann es zwar unter Umständen zu einem Mangel an Jod, Zink, Eisen oder B-Vitaminen kommen, eine ausgewogene Ernährung ist aber bei geeigneter Kombination der Lebensmittel möglich.

Auch die Traditionelle Chinesische Medizin (TCM) wurde erstmals in den 70er Jahren in Europa bekannt und wird in Form der „Ernährung nach den 5 Elementen“ immer beliebter. Die Lehre basiert unter anderem darauf, dass jedem Lebensmittel gemäß seiner Geschmacksrichtung und Energetik eines der 5 Elemente (Wasser, Erde, Holz, Metall und Feuer) zugeordnet wird. Generell wird ein Gleichgewicht zwischen den Elementen angestrebt. Mit der rechten Balance zwischen Feuchtigkeit und Trockenheit bzw. Hitze und Kälte vermeint die TCM auch das Übergewicht zu beseitigen. Da die Ernährungsempfehlungen hier auf individueller Basis erfolgen (z.B. nach Jahreszeit und persönlicher „Disharmonie“), kann man keine allgemeine Beurteilung abgeben. Das Prinzip „von allem etwas" dürfte aber generell einer einseitigen Ernährung vorbeugen.

Ende der 1970er Jahre begann die Zeitschrift „Brigitte" mit der Veröffentlichung Ihrer Diät. Hier werden prinzipiell fünf Mahlzeiten pro Tag nach vorgegebenen Rezepten vorgeschlagen, mit einer Gesamtkalorienzahl ab ca. 1.000 kcal. Um die „Brigitte-Diät" als Dauerkost anzuwenden, wird dieser Wert erhöht. Generell handelt es sich bei diesen Empfehlungen um eine sehr ausgewogene, kalorienreduzierte Mischkost, die ernährungsphysiologisch empfehlenswert ist. Die sehr genauen Kochempfehlungen sind zwar zeitaufwändig, können aber auch einen Lerneffekt für späteres Kochen bringen. Schwierig wird es allerdings, wenn auswärts gegessen wird. Weiters ist es problematisch, dass die Diät nicht auf die individuelle Konstitution der Anwender abgestimmt ist und auch das Bewegungsverhalten nicht berücksichtigt wird. Es macht einfach einen großen Unterschied ob jemand mit 1,60 m oder jemand mit 1,90 m Körpergröße 1.000 Kalorien zur Verfügung hat und bei ausgiebigen sportlichen Aktivitäten können diese rasch zu wenig werden.

Anfang der 1980er Jahre wurden erste Studien publiziert, die aufzeigten, dass in südeuropäischen Ländern vergleichsweise weniger Todesfälle auf koronare Ursachen (Herzkreislauf-Erkrankungen) zurückzuführen waren als in anderen europäischen Ländern. Nachdem bereits bekannt war, dass Herz-Kreislauf-Erkrankungen in direktem Zusammenhang mit dem Ernährungsverhalten stehen, schloss man aus diesen Studienergebnissen, dass die Ernährung in Südeuropa besonders gesund sein müsste. Damit war der Grundstein für die „Kreta- oder auch Mittelmeer-Diät" gelegt.

Unter einer mediterranen Ernährung sind aber keineswegs Pizza, Suvlaki und Co zu verstehen, was durch die Tatsache unterstrichen wird, dass sich die südeuropäischen Länder mittlerweile mit der Häufigkeit von Herz-Kreislauferkrankungen an die Spitze Europas katapultiert haben. Die Kreta-Diät ist vielmehr angelehnt an den Ernährungsstil der 1960er Jahre in Süditalien und Griechenland. Das bedeutet eine Ernährung weitgehend auf Pflanzenbasis, mit Fisch, Getreideprodukten und etwas Rotwein. Fleisch gibt es nur in kleinen Mengen, Olivenöl stellt die hauptsächliche Fettquelle dar. Absolute Ge- und Verbote gibt es nicht. Diese Zusammenstellung ist ernährungsphysiologisch zu begrüßen. Ob man damit abnimmt, hängt aber stark von der individuellen Lebensmittelauswahl und -menge ab. So gut, wie die mediterrane Küche schmeckt, haben einige mit der „Kreta-Diät" auch schon zugenommen.

Übergewicht als politische Herausforderung

Viktoria Scherrer, Rosa Aspalter

Als im April 2006 in den österreichischen Medien die Nachricht verbreitet wurde, dass ein prominenter Ernährungsmediziner für die Behandlung übergewichtiger Kinder im Universitätskrankenhaus Privathonorar verrechnete, schlugen die Wogen hoch. Es gab jedoch zwei unterschiedliche Reaktionsweisen: Während die einen das Vorgehen für einen unverschämten Verstoß gegen die Verpflichtungen eines im Bundesdienst angestellten Arztes hielten, waren auch Stimmen zu vernehmen, die dieses Vorgehen für gerechtfertigt hielten. Schließlich seien Übergewichtige selbst schuld, verursachten dem Gesundheitswesen hohe Kosten und sollten auch für diese aufkommen. Ein besseres Beispiel für die Problematik „Selbstverschulden/Schicksal" lässt sich wohl kaum finden. Und es wirft mit aller Vehemenz die Frage auf: Wer hat den Zuwachs an Übergewichtigen in den letzten Jahrzehnten zu verantworten? Wer sollte sich verpflichtet fühlen, dagegen etwas zu unternehmen? Und um die Dimension des Problems Übergewicht in das rechte Licht zu rücken: Laut WHO gibt es bereits mehr Übergewichtige als Unterernährte, und die gesundheitlichen Probleme aufgrund von Überernährung haben jene aufgrund von Infektionskrankheiten (AIDS, TBC, Malaria) überholt.

Empfehlungen für eine Ernährung gegen Übergewicht gehen oft Hand in Hand mit jenen für eine gesunde Ernährung – vorausgesetzt es handelt sich dabei nicht um unseriöse Superkur-Empfehlungen. Was aber im Laufe der Geschichte an Unterschiedlichem empfohlen wurde und wie es zu diesen Empfehlungen kam, ist so spannend wie ein Kriminalroman. Ganze Industrie- und Berufszweige (von der Landwirtschaft angefangen über die Lebensmittelindustrie bis hin zur Pharmaindustrie und Medizin) hängen oft von solchen Empfehlungen ab. So wurde z.B. ein wissenschaftliches Expertenteam mit der Erstellung von Richtlinien und Empfehlungen für eine gesunde Ernährung als Grundlage für die „Dietary Guidelines for Americans 2005" beauftragt. Diese werden vom amerikanischen Gesundheitsministerium und Landwirtschaftsministerium herausgegeben. Die Empfehlung des Expertenteams zur Beschränkung des Zuckerkonsums suchte man dann aber vergeblich in den publizierten „Guidelines".

Hanni Rützler skizziert in ihrem Buch „Was essen wir morgen?" die Abfolge der Ernährungsbotschaften und wie sich diese im Laufe relativ kurzer Zeit geändert haben:

1984-85: Reduziert den Kaffee!
1985-90: Reduziert das Kochsalz!
1991: Reduziert den Zucker!
1992-2000: Reduziert das Fett!
seit 2001: Reduziert die Kohlenhydrate!

1986 wurde von der Weltgesundheitsorganisation, der WHO, mit der Ottawa Charta ein neuer Gesundheitsbegriff geprägt, und zum ersten Mal auch die Wichtigkeit der Prävention von Krankheiten ins Zentrum des Interesses gestellt. Dabei wurde unter anderem festgehalten, dass Ernährung eine der grundlegenden Voraussetzungen für Gesundheit ist. In einer gemeinsamen Verpflichtung zur Gesundheitsförderung riefen die Teilnehmer dazu auf, „allen Bestrebungen entgegenzuwirken, die auf [...] eine ungesunde Ernährung gerichtet sind." Diese Erklärung ist die Basis, auf die sich die Maßnahmen vieler Regierungen im Kampf gegen das Übergewicht stützen.

Der österreichische Nationalrat verabschiedete 1998 das „Gesundheitsförderungsgesetz", mit dessen Vollzug der bereits 1988 gegründete „Fonds Gesundes Österreich" (FGÖ) beauftragt wurde. Diesem werden für seine Aufgabe jährlich 7,25 Millionen Euro zur Verfügung gestellt. Einer der Schwerpunkte des Fonds ist die Ernährung. Eine Medienkampagne des FGÖ, die 2003/2004 durchgeführt wurde, stand im Zeichen der Bewegung. 2005 folgte jene mit dem Schwerpunkt Ernährung. Konkrete Projekte werden nur teilfinanziert und nur für eine begrenzte Dauer. Derzeit gibt es neun geförderte Projekte des FGÖ zum Thema Übergewicht bzw. Ernährung und Bewegung. All diese sind begrüßenswert, allerdings stellt sich bei einigen die Frage, wie es nach dem Auslaufen der Förderungen weitergehen soll/kann. Finanzielle Beteiligung an den Projekten gibt es zum Teil auch von Seiten der jeweiligen Bundesländer, der Gemeinden oder auch der Sozialversicherung der Bauern. Von drei der geförderten Projekte konnten wir nähere Informationen zum Umfang und Verlauf erhalten. Die Anzahl der betreuten Personen lag hier zwischen 106 und 2.300 pro Projekt. Für die einzelnen Initiativen sind das durchaus beachtliche Erfolge. Angesichts der Anzahl der Übergewichtigen lässt sich jedoch die besorgniserregende Dimension des noch erforderlichen staatlich geförderten Kampfes gegen Übergewicht erahnen.

Natürlich ist es bei Projekten und Kampagnen besonders entscheidend, nicht ins Leere zu schießen und so sollten klar definierte und überprüfbare Ziele zum Grundgerüst jeder Aktion gehören. In einem Evaluationsbericht des FGÖ von 2004 wird in diesem Zusammenhang von einer „insgesamt nicht befriedigenden Praxis der Ergebnisevaluation" gesprochen, die „v.a. bei Großprojekten der Verbesserung bedarf". Bei Einzelprojekten ist diese jedoch zum Teil bereits absolut vorbildlich. Als Beispiel sei hier das Projekt „Die Last des Gewichtes verringern" der Salzburger Obesity Academy Foundation erwähnt, bei dem es eine sehr umfangreiche und auch langfristige Auswertung der Effizienz der Maßnahmen gibt, die auch wichtige Erkenntnisse für zukünftige Projekte liefern kann.

Auch einzelne Bundesländer bieten zum Teil bereits Initiativen zur Gesundheitsförderung an. So wurde zum Beispiel 2004 „Besser leben in Niederösterreich – tut gut" gegründet, ein Projekt, das auf den vier Säulen Ernährung, Bewegung, Entspannung und Vorsorge basiert. Mittelpunkt im Bereich Ernährung ist der „Besser essen Rezeptordner", der Anregungen und Tipps zum gesunden Kochen und Essen liefern soll und von dem bereits 80.000 Stück kostenlos verteilt worden sind.

In Deutschland wurde 2005 das „Präventionsgesetz" verabschiedet, demzufolge jährlich 250 Millionen Euro in Gesundheitsvorsorge investiert werden sollen, wobei der Großteil dieser Kosten von den gesetzlichen Krankenversicherungen (GKVs) getragen werden soll. Auf Initiative des damaligen Bundesministeriums für Verbraucherschutz, Ernährung und Landwirtschaft wurde 2004 die „Plattform Ernährung und Bewegung" gegründet. Ziel dieser „Initiative von Politik, Verbänden und Wirtschaft" war und ist es, „der Entstehung von Übergewicht vorzubeugen". In der Projektdatenbank finden sich derzeit 32 Projekte, die überwiegend von Krankenkassen, aber auch von Stiftungen, einzelnen Bundesländern oder Gemeindeverbänden finanziert werden. Unter den Sponsoren finden sich aber auch Firmen wie Ferrero-Deutschland, und zu den Koordinatoren solcher Projekte zählt auch Kraft-Foods. Es ist wohl eine berechtigte Frage, inwieweit gewinnorientierte Unternehmen aus der Nahrungsmittelindustrie tatsächlich geeignet sind, einem Programm zur „Vorbeugung der Entstehung des Übergewichts" als „Förderer" anzugehören.

Das Bundesministerium nennt jedoch auch die Bundeszentrale für gesundheitliche Aufklärung als wichtigen Ansprechpartner im Kampf gegen Übergewicht, die vier Projekte zum Thema Ernährung auf ihrer Internetseite anführt. Eines davon ist das Projekt „GUT DRAUF", das „das Ernährungs- und Bewegungsverhalten wie auch die Stressbewältigung der 14- bis 18-jährigen Jugendlichen nachhaltig verbessern und damit einen entscheidenden Beitrag zur Gesundheitsförderung leisten" will. Basis dieses Projektes ist die Zusammenarbeit nicht nur mit Jugendlichen selbst, sondern auch mit Multiplikator/innen in Schulen, im Sportbereich und offenen Jugendeinrichtungen. Derzeit gibt es in diesen Bereichen nach eigenen Angaben bereits 270 Partner, die bis zu so genannten Modelregionen reichen. Um ein Beispiel für die Größenordung dieser Partner zu nennen, sei die Modelregionen Rhein-Sieg-Kreis genannt, in der laut Evaluationsbericht 2004 1224 Jugendliche erreicht werden konnten. Kernpunkt ist eine Zertifizierung der Partner, die sich zur Einhaltung der Qualitätsstandards von „GUT DRAUF" verpflichten. In Zukunft soll die Entwicklung einer GUT DRAUF-Marke gefördert werden (z.B. für Jugendeinrichtungen wie Schulen, Jugendzentren, Sportvereine). Für das gesamte Projekt sowie die Teilaspekte gibt es einen sehr umfangreichen Evaluierungsplan, über den bald weitere Ergebnisse veröffentlicht werden sollen.

Eine weitere Lebensstilkampagne ist „Deutschland wird fit, gehen Sie mit!" die mittlerweile von zahlreichen Prominenten unterstützt wird. Wie erfolgreich diese Kampagne sein wird, bleibt abzuwarten. Bisher gilt die „Trimm-Dich-Aktion" von 1975 als unerreicht. Diese hatte damals einen Bekanntheitsgrad von 93 Prozent und ihr wird damit zugeschrieben, dem Breitensport zum Durchbruch verholfen zu haben.

In der Schweiz sind staatlich geförderte Aktionen zur Reduktion des Übergewichtes im Projekt „Suisse Balance" organisiert. Dieses wurde 2002 vom Schweizer Bundesamt für Gesundheit und Gesundheitsförderung gegründet und bis 2005 mit durchschnittlich 960.000 CHF pro Jahr unterstützt. Eines der ambitionierten, wenngleich auch nicht sehr präzisen Ziele ist: „Bis 2010 soll sich der Anteil der in der Schweiz lebenden Menschen mit gesundem Körpergewicht [...] markant vergrößert haben." Die zentrale Aufgabe des Projektes ist dabei, die Entwicklung von lokalen, regionalen und nationalen Projekten zu unterstützen, wobei Kinder und Jugendliche die wichtigsten Zielgruppen darstellen. Im Arbeitsbericht von 2005 werden 15 delegierte Projekte aufgeführt, wobei sowohl die Einzelprojekte als auch die Arbeit des „Dachprojektes" Suisse Balance evaluiert wurden. Laut Bericht wurden bis 2005 die wesentlichen Ziele des Projektes erreicht, jedoch „fehlt eine globale, für die Parlamentarier, die Scientific Community (Gemeinschaft der Wissenschaftler), die Organisationen, die Kantone, die Medien und die Bevölkerung verständliche und glaubwürdige Strategie."

Es sind natürlich auch viele nicht staatlich geförderte Organisationen sowie Privatinitiativen im Kampf gegen Übergewicht aktiv. Als Beispiel seien nur die deutsche (DGE) sowie die österreichische (ÖGE) Gesellschaft für Ernährung genannt. „Ich nehme ab“ ist ein modulartiges Programm der DGE, das mittlerweile auch von der ÖGE übernommen wurde. Dieses ist insofern von besonders großem Interesse, als es für den beraterunabhängigen Einsatz gedacht ist und sich daher als „Low-Cost-Programm“ eignet. Es liegen bereits eine 3- sowie eine 12-Monatsauswertung vor, die einen moderaten, aber doch spürbaren Erfolg durch den Einsatz dieses Programms zeigen.

Weiters gibt es Patientenvereinigungen, von denen als Beispiel die Schweizerische Adipositasstiftung (SAPS) erwähnt werden soll, die durch Bewusstseinsbildung auf die Belange der Adipösen aufmerksam zu machen versucht und den Betroffenen ein umfassendes Informationsportal im Internet zur Verfügung stellt.

So gut einzelne Projekte auch sind, in Summe sind die bisherigen Initiativen wohl nur der viel zitierte Tropfen auf dem heißen Stein. Dass dringender Handlungsbedarf im großen, politischen Maßstab besteht, zeigen die hohen und teilweise noch immer steigenden Zahlen schwer Übergewichtiger aus Deutschland, Österreich und der Schweiz. Noch mehr aber jene aus den USA, wo der Anteil adipöser (fettleibiger) Personen (BMI über 30 kg/m²) von rund 13 % im Jahre 1962 auf 23 % im Jahre 1994 gestiegen ist und weiterhin ungebremst anzusteigen scheint: Im Jahr 2000 betrug der Anteil adipöser Personen 31 %! In jedem Fall ist es an der Zeit für eine umfassende Ernährungs- und Bewegungspolitik. Diese sollte wirksame und verständliche Strategien in professioneller Weise (Qualitätskontrolle), mit genügend finanzieller Unterstützung, ohne Beeinflussung durch Konzerne und vor allem auch in angemessenem Ausmaß umsetzen.

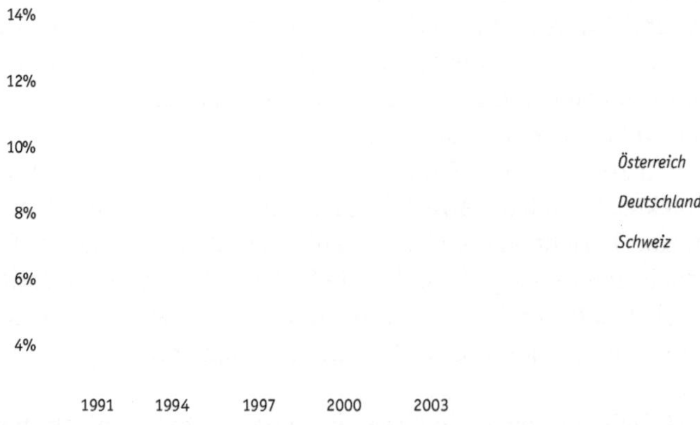

Anteil der Adipösen (BMI über 30 kg/m²) im deutschsprachigen Raum

Das Prinzip *KiloCoach*™

1. Was ist *KiloCoach*™?

KiloCoach™ ist ein Online-Programm, mit welchem Sie auf einfache Weise und von überall aus Ihr Ernährungsprotokoll führen können. Es berechnet Ihren persönlichen Kalorien-Tagessollwert, die Kalorien, die Sie zu sich genommen haben oder durch körperliche Aktivität wieder verbraucht haben. Es gibt Ihnen Feedback und bietet Ihnen eine Suchfunktion, mit deren Hilfe Sie für bestimmte Speisen oder Getränke Alternativen finden können.

2. Was ist *KiloCoach*™ nicht?

KiloCoach™ ist kein Abnehmprogramm, das Ihnen vorgegebene Menü- oder Diätpläne anbietet. Solche sind erfahrungsgemäß, wenn überhaupt, nur von kurzer Wirkung und können die individuelle Situation niemals vollständig berücksichtigen. Ziel des *KiloCoach*™-Programms ist es vielmehr, dass Sie selbst Ihre Speisen und Getränke Ihren Zielen anpassen und so zu einer Ernährung finden, mit der Sie zunächst abnehmen und schließlich auf Dauer Ihr Gewicht halten können.

3. Kurze Entstehungsgeschichte von *KiloCoach*™

KiloCoach™ wurde von der Ärztin Dr. Rosa Aspalter entwickelt. Sie führte auf Grund des eigenen Übergewichts lange Zeit selbst Ernährungsprotokoll – und dies mit Erfolg. Mit einem fundierten Ernährungslehreunterricht, medizinischem Hintergrundwissen, wissenschaftlichem Forschergeist, Kreativität und der persönlichen Erfahrung vieler Abnehmprogramme gelang es Ihr, ein Programm zu entwickeln, welches wissenschaftlich fundiert ist und gleichzeitig den praktischen Anforderungen eines raschen, übersichtlichen und informativen Ernährungsprotokolls gerecht wird. Im April 2005 startete die Internetplattform www.kilocoach.at, rasch folgten www.kilocoach.de und ww.kilocoach.ch. Das Programm wurde innerhalb kurzer Zeit von mehreren Institutionen auf Grund seiner Userfreundlichkeit und umfassenden Information zum Partnerprogramm ausgewählt.

4. Wie komme ich zu einem *KiloCoach*™-Programm?

Besuchen Sie im Internet die Seiten www.kilocoach.com, www.kilocoach.de, www.kilocoach.ch oder www.kilocoach.at. Dort finden Sie nicht nur viele weitere Informationen zum Thema „Abnehmen“, hier können Sie sich registrieren und führen ein so genanntes Erstlogin durch, bei welchem Sie Ihren BMI (Body Mass Index) und Ihren Grundumsatz erfahren und mit einer Computersimulation verschiedene Abnehmstrategien durchspielen können. Wenn Sie sich einen Überblick verschafft haben, legen Sie ein Abnehmziel fest. Damit berechnet das *KiloCoach*™-Programm Ihren Tagessollwert an Kalorien und das Programm steht Ihnen im vollen Umfang für eine Testphase kostenlos zur Verfügung.

5. Was geschieht dann?

Sie tragen täglich Ihre Speisen und Getränke ein. Die Kalorienuhr zeigt Ihnen an, wie weit Sie in Ihrem Tagesplan schon fortgeschritten sind, ob Sie sich noch etwas leisten dürfen oder schon aufpassen müssen. Es gibt Ihnen in bestimmten Situationen Rückmeldung und bietet Ihnen eine Alternativen-Suchfunktion und auch eine umfassende Analysenfunktion zur Auswertung Ihrer eingegebenen Speisen und Getränke an. So können Sie z.B. ganz einfach selbst auswerten, wie viel Ihrer Kalorien Sie mit und wie viele davon Sie ohne Hunger zu sich nehmen. Wenn Sie das Programm länger als drei Tage nützen wollen, bestellen Sie ein Abo der gewünschten Länge. Wenn Sie kein Abo bestellen, erlischt der Zugang automatisch.

6. Wie lange dauert das *KiloCoach*™-Programm?

Sie entscheiden sich für ein Abo, das in seiner Länge Ihren Abnehmplänen entspricht. Die Abodauer reicht von einem Monat bis zu 5 Jahren. In dieser Zeit führen Sie sozusagen Buch über Ihre Ernährung, finden die Ernährung, die Ihnen entspricht, und mit der Sie nicht nur abnehmen, sondern dann auch weiterhin das Gewicht halten können. Im Grunde ist das *KiloCoach*™-Programm also nie vorbei.

Zitate unsere Mitglieder:

„Ich kann alles steuern und muss auf nichts verzichten!" P.T.

„Es hat mir unglaublich Spaß gemacht, mich auf diese Weise mit meinem Essverhalten zu beschäftigen!" J.F.

Die Autoren

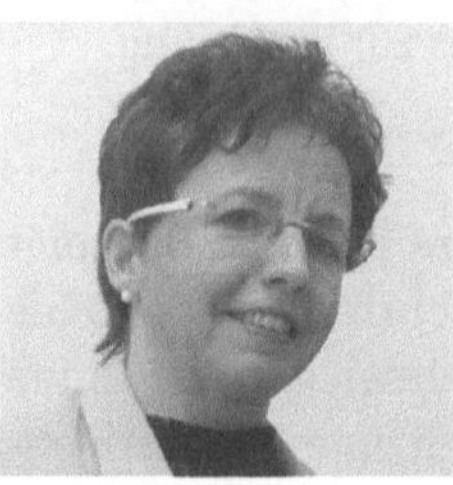

Dr. Rosa Aspalter

Geb. 1960, Studium der Medizin und Philosophie in Wien. Ausbildung zum Arzt für Allgemeinmedizin, klinische und immunologische Forschungstätigkeit in London, seit 2000 Forschungstätigkeit in Wien. Arbeit am eigenen Computerprogramm zur Führung eines Ernährungsprotokolls. ÖAK-Diplom in Ernährungsmedizin.
2005: Gründung der Internetplattform *KiloCoach*™
www.kilocoach.com

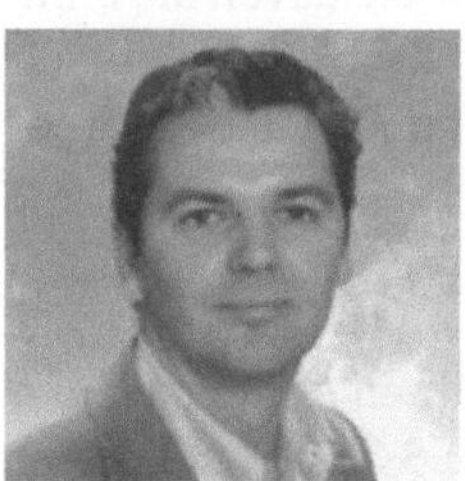

Mag. Dr. Christian Aspalter

Geb. 1970, Studium der Deutschen Philologie und Geschichte in Wien. Literaturwissenschaftler (Rom/Wien), AHS-Lehrer in Wien, Texter und Essayist. Literatur- und kulturwissenschaftliche Arbeiten und Rezensionen u.a. zur Alltagskultur und zur Literatur des 19. und 20. Jhs. Berater in Sachen Produktdesign und -kommunikation bei *KiloCoach*™.
www.text.co.at

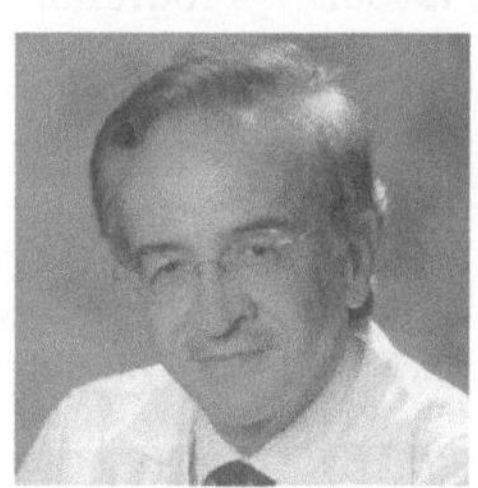

Prim. Univ. Doz. Dr. Martin Friedrich

Geb. 1947, Leiter der Abteilung für Orthopädische Schmerztherapie am Orthopädischen Spital Speising in Wien, Medizinischer Leiter des Center of Excellence for Orthopaedic Pain Management (CEOPS). Als Autor von über 200 wissenschaftlichen Publikationen beschäftigt er sich mit der nichtchirurgischen Behandlung von Störungen des Bewegungs- und Stützsystems, insbesondere mit Schmerzzuständen der Wirbelsäulenregionen sowie mit der Motivation zur konsequenten Durchführung der Heilgymnastik. Mitglied der internationalen Gesellschaft zur wissenschaftlichen Erforschung des Kreuzschmerzes (ISSLS).
www.ceops.at

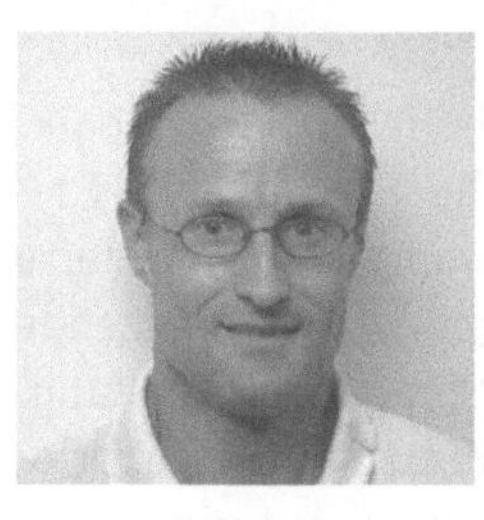

Dr. Kurt Moosburger

Geb. 1960, Studium der Medizin an der Universität Innsbruck, Assistenzarzt am Institut für Biochemische Pharmakologie der Universität Innsbruck, Facharztausbildung für Innere Medizin an der Univ. Klinik Innsbruck, ÖÄK Diplome für Sportmedizin und Ernährungsmedizin, seit 1994 internist. Oberarzt am PKH Hall i.T., seit 1995 in eigener Praxis als Internist und Sportmediziner, Vereins- und Verbandsarzt mehrerer Sportvereinigungen.
http://gin.uibk.ac.at/moosburger-ka

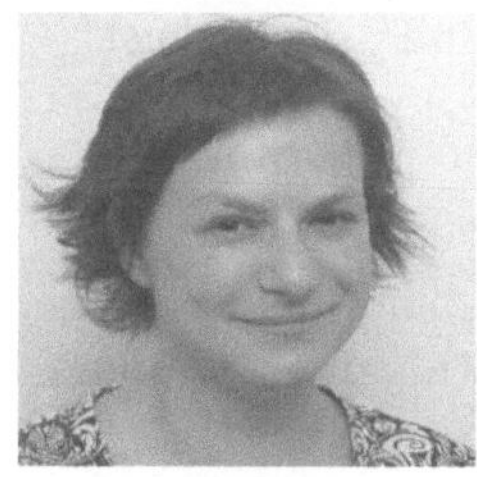

Mag.a Viktoria Scherrer

Geb. 1980, Studium der Ernährungswissenschaften in Wien mit den Schwerpunkten Ernährungsökonomie und Ernährung in so genannten Entwicklungsländern. Expertenberatung zum Thema biologische Lebensmittel und biologische Landwirtschaft für Bio-Austria, Lerneinsatz der DKA am Tamale Institute for Cross Cultural Studies, Ghana. Sonderkurs für Printmedien an der Katholischen Medien Akademie
Seit 2006 Expertenberatung bei *KiloCoach*™

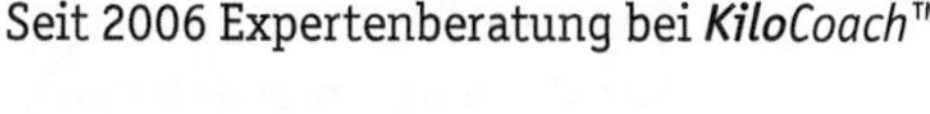

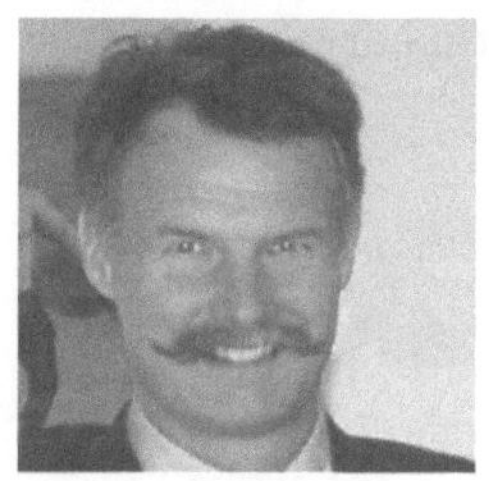

Mag. Eckhard Schitter

Geb. 1954, Studium der Sportwissenschaft und Psychologie, kybernetische Managementlehre, Marketing, Controlling, Präsentations- und Moderationstechniken. Projektarbeiten in der libyschen Sahara, Schweiz und Deutschland. Beratungspraxis für Lern- und Konzentrationstechniken, Buchautor von: „Stress und Stressbewältigung". 1986 Gründung der Gesellschaft für zielorientierte Unternehmensführung Schitter&Schitter. 1991 Entwicklung des Zeitplansystems „MEGAtimer®" und Gründung der MEGAtimer® International GmbH. Autoren-, Trainer-, Coaching- und Vortragstätigkeit zur Steigerung der persönlichen Wirksamkeit von Führungskräften.
www.megatimer.com

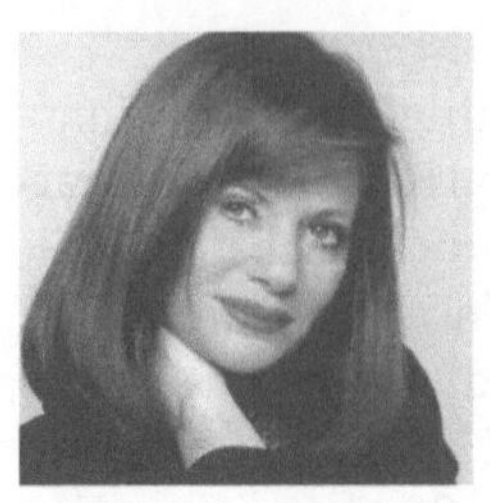

Prof. Dr. Gerti Senger
Geb. 1942, Studium der Psychologie und Pädagogik, Gesundheitspsychologin, Klinische Psychologin, Psychotherapeutin (Verhaltenstherapie), zertifizierte IMAGO-Therapeutin (Paar-Therapie), Co-Vorsitzende der Österreichischen Gesellschaft für Sexualforschung, Wissenschaftlicher Beirat des Vereins MÖWE, Vorlesungstätigkeit an der Universität Wien, Autorin von 17 Büchern, u.a. „Liebeskummer. Eine Chance.", „In Wirklichkeit ist alles anders – was in Kopf und Körper passiert, wenn wir lieben und begehren", „So bin ich! Bin ich so?", „Die Lust der besseren Jahre", „Liebe, Lust".
www.gertisenger.at

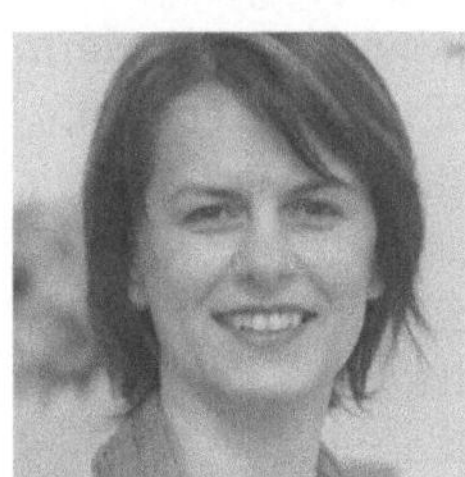

Mag.[a] Martina Weissenböck
Geb. 1964, Studium in Wien, Salzburg und Lausanne. Gesundheitspsychologin, Psychotherapeutin, Organisationsberaterin und Coach. Trainerin für Persönlichkeitsentwicklung und psychologische Lehrtätigkeit. Seit 1995 in freier Praxis tätig, Schwerpunkte sind Übergewicht, Essstörungen, Entspannung und Stressbewältigung, Traumatherapie und Krisenbegleitung. Seit 2005 psychologische Beraterin bei *KiloCoach*™.
www.turn.to/yourself

Quellenverzeichnis

Literatur

Warum Diäten nicht funktionieren

Wirth A.: Adipositas-Fibel. Springer, Berlin Heidelberg, 2003

Abnehmen ist lernbar

Müller MJ et al.: Lebensstil und Gesundheitsförderung – Was ist zu erreichen? in Janssen JP: AK Gesundheitsförderung und Rehabilitation durch Lebensstiländerungen. LAG Herz und Kreislauf Schleswig Holstein, Sportärztebund Schleswig Holstein, Köln, 2001

WHO-MONICA Projekt: Risk factors. Itern J Epidemiol, 18 (Suppl.1) 46-55, 1989

Ayyad C et al.: Long-term efficacy of dietary treatment of obesity: a systematic review of studies published between 1931-1999. Obes Rev 1: 113-119, 2000

Glenny AM et al.: The treatment and prevention of obesity: a systematic review of the literature. Int J Obes, 21:715-737, 1997

Schwartz MW et al.: Regulation of body adiposity and the problem of obesity. Arterioscl Thromb Vasc Biol, 17:233-238, 1977

Ernährungsmanagement statt Diäten und Pillen

Craighead LW et al.: Behavior therapy and pharmacotherapy for obesity. Arch Gen Psychiatry, 38(7):763-8. 1981

Ziele setzen und erreichen

Eckhard Schitter: Seminar für strategisches Denken und Handeln, MEGAtimer® International, Salzburg, 2006

Für jeden das richtige Protokoll

Online im Internet unter: http://www.kilocoach.at/kilocoach-aktuell/6monate/ (1.5.2006)

Ayyad C et al.: Long-term efficacy of dietary treatment of obesity: A systematic review of studies published between 1931-1999. Obes Rev, 1:113-119, 2000

Johnson RK et al.: Correlates of over- and underreporting of energy intake in healthy older men and women. American Journal of Clinical Nutrition. 59(6):1286-90, 1994

Schoberberger, R et al.: Schlank ohne Diät. Kneipp Verlag, Leoben, 2002

Beispiele für computerunterstützte Ernährungsprogramme auf CD:

- DGE Professional DGE-Medienservice, 53111 Bonn, www.dge-medienservice.de

- Prodi Wissenschaftliche Verlagsgesellschaft mbH, 70009 Stuttgart.
Beispiele für Ernährungsprogramme im Internet:
- http://www.lean-and-healthy.de/
- http://www.abnehmen-mit-genuss.de/ (nur für AOK-Mitglieder)
- „Lustvoll schlank" auf http://surfmed.at/
- http://www.kilocoach.at
- http://www.ugb.de/e_n_1_140478_n_n_n_n_n_n_n.html.
Beispiele für Ernährungsprogramme auf Papier:
- www.apok.at
- http://www.lust-auf-abnehmen.de/laa/e9/e11/e1154/file/Wochenprotokoll.pdf
Beispiel für ein Arbeitsbuch:
- Schoberberger, R et al.: Schlank ohne Diät. Kneipp Verlag, Leoben, 2002

Für jeden den geeigneten Sattmacher

Marktl W: Ernährungsphysiologie. In Widhalm K: Ernährungsmedizin. Verlagshaus der Ärzte, Wien, 2005

Was esse ich konkret

Göckel R: Endlich frei vom Esszwang. Kreuz-Verlag, 2002

Marktl W: Mikronährstoffe und Ballaststoffe. In Widhalm K: Ernährungsmedizin. Verlagshaus der Ärzte, Wien, 2005

Montignac M: Essen und dabei abnehmen. dtv, München, 1995

Buse GJ: Patient with gemfibrozil-controlled hypertriglyceridemia that developed acute pancreatitis after starting ketogenic diet. Curr Surg, 61(2): 224-6, 2004

Hu FB et al.: Optimal Diets for Prevention of Cronary Heart Desease. JAMA, 288:2569-2578

Krauss RM et al.: AHA Dietary Guidelines. Circulation, 102:2284-2299, 2000

Flint A et al.: The use of composite breakfast meals. Br J Nutr, 91:97989, 2004

Auswärts essen

Frisch G: Die praktische Umsetzung der DACH-Referenzwerte für die Nährstoffzufuhr in der Gemeinschaftsverpflegung. VII, 87, [44] Bl., 2002

Deutsche Gesellschaft für Ernährung e.V.(DGE): Ernährungsbericht 2004. Frankfurt am Main, 2004

Elmadfa I et al.: Österreichischer Ernährungsbericht 1998. Bundesministerium für Gesundheit und Frauen, Institut für Ernährungswissenschaften Universität Wien, 1998

Statistisches Bundesamt Deutschland, 2006 Online im Internet unter: http://www.destatis.de/basis/d/erwerb/erwerb8.php (25.5.2006)

Ohne Bewegung bewegt sich nichts

Wirth A.: Adipositas-Fibel. Springer, Berlin Heidelberg, 2003

Bewegung am Schreibtisch, im Auto, im Lift

Schitter E: Stress und Stressbewältigung. Alfred Winter Verlag, Salzburg, 1984

Die richtige Frequenz

Moosburger K: Sinn und Grenzen eines pulsgesteuerten Ausdauertrainings. Sportmagazin 9/2004

Oniline im Internet: http://gin.uibk.ac.at/thema/sportundernaehrung/sinnundgrenzen.html (28.05.06)

Was tut, wenn Bewegung beschwerlich ist

Sonne-Holm S et al.: Osteoarthritis and obesity. Ugeskr Laeger. 168(2):187-90, 2006

American Academy of Orthopaedic Surgeons. AAOS clinical practice guideline on osteoarthritis of the knee. AAOS clinical guideline on osteoarthritis of the knee. American Academy of Orthopaedic Surgeons; Rosemont (IL), 2003

Dawson J et al.: An investigation of risk factors for symptomatic osteoarthritis of the knee in women using a life course approach. Epidemiol Community Health, 57(10):823-30, 2003

Jones G: Is a targeted falls prevention program effective in subacute hospital settings? Aust J Physiother, 50(4):257, 2004

Paradowski PT et al.: Similar group mean scores, but large individual variations, in patient-relevant outcomes over 2 years in meniscectomized subjects with and without radiographic knee osteoarthritis. Health Qual Life Outcomes. 2:38, 2004

Manninen P et al.: Overweight, gender and knee osteoarthritis.

Int J Obes Relat Metab Disord, 20(6):595-7, 1996

Felson DT et al.: Understanding the relationship between body weight and osteoarthritis. Baillieres Clin Rheumatol, 11(4):671-81, 1997

Ding C et al.: Genetic mechanisms of knee osteoarthritis: a population-based longitudinal study. Arthritis Res Ther, 21;8(1), 2005

Iabagio H.: Factors affecting radiographic progression of knee osteoarthritis. Acta Med Indones, 36(2):87-92, 2004

Jarvholm B et al.: Age, bodyweight, smoking habits and the risk of severe osteoarthritis in the hip and knee in men. Eur J Epidemiol, 20(6):537-42, 2005

Wendelboe AM et al.: Relationships between body mass indices and surgical replacements of knee and hip joints. Am J Prev Med, 25(4):290-5, 2003

De Filippis L et al.: Epidemiology and risk factors in osteoarthritis: literature review data from "OASIS" study. Reumatismo, 56(3):169-84. 2004

Oliveria SA et al.: Incidence of symptomatic hand, hip, and knee osteoarthritis among patients in a health maintenance organization. Arthritis Rheum, 38(8):1134-41, 1995

Scarlat M et al.: Shoulder function and scores in 180 asymptomatic individuals aged over 75 years. Rev Chir Orthop Reparatrice Appar Mot, 91(6):502-7, 2005

Jonsson E et al.: Collected knowledge about back pain and neck pain. What we know--and what we don't know. Lakartidningen, 1;97(44):4974-80, 2000

Mirtz TA et al.: Is obesity a risk factor for low back pain? An example of using the evidence to answer a clinical question. Chiropr Osteopat, 11; 13(1):2, 2005

Hassett G et al.: Risk factors for progression of lumbar spine disc degeneration: the Chingford Study. Arthritis Res, 48(11):3112-7, 2003

Felson DT et al.: Glucosamine and chondroitin for osteoarthritis: to recommend or not to recommend? Arthritis Care Res, 13(4):179-82, 2000

Felson DT et al.: Use of short-term efficacy/toxicity tradeoffs to select second-line drugs in rheumatoid arthritis. A metaanalysis of published clinical trials. Arthritis Rheum, 35(10):1117-25. 1992

van Gool CH et al.: Effects of exercise adherence on physical function among overweight older adults with knee osteoarthritis. Arthritis Rheum, 15;53(1):24-32, 2005

Christensen R et al.: Weight loss as therapy of knee osteoarthritis in obese patients-secondary publication. Ugeskr Laeger, 6;167(23):2522-6. 2005

Abu-Abeid S et al.: The influence of surgically-induced weight loss on the knee joint. Endoscopic Surgery Service, 15(10):1437-42, 2005

Stress und Übergewicht

Schitter E: Seminar für körperliche und mentale Fitness. MEGAtimer® International, Salzburg 2006

Der Schweinsbraten

Koran: Sure 2,172-178

Großmutters Kochbuch. Faksimile-Druck nach der Ausgabe von 1894. Weltbild, Augsburg, ca. 1984 (Anonym)

Rühm G: Die Wiener Gruppe, Rowohlt, Reinbek bei Hamburg, 1967

Elmadfa I et al.: Österreichischer Ernährungsbericht. Bundesministerium für Gesundheit und Frauen, Institut für Ernährungswissenschaften der Universität Wien, Wien, 2003

Deutsche Gesellschaft für Ernährung e.V. (Herausgeber): Referenzwerte für die Nährstoffzufuhr, Bonn 2001

Deutsche Gesellschaft für Ernährung e.V. (Herausgeber): DGE-PC professional Version 3.2, Bonn

Kreuzer et al.: Die Österreicher bleiben Ihrem Schnitzel treu. Online im Internet: http://www.kfp.at/scripts/active.asp?vorlage=14&id=1268&rubrik=1268 (17.05.06)

Lust und viele Unannehmlichkeiten

Kisch EH: Die Fettleibigkeit der Frauen in ihrem Zusammenhang mit den Krankheiten der Sexualorgane. Verlag von H. Dominicus, Prag, 1873

Elsenbruch S, Quality of life, psychosocial well-being, and sexual satisfaction in women with polycystic ovary syndrome. J Clin Endocrinol Metab, Dec;88(12):5801-7, 2003

Esposito K: Effect of lifestyle changes on erectile dysfunction in obese men: a randomized controlled trial. JAMA, 291(24):2978-84, 2004

Theratalk: Sexuelle Unzufriedenheit häufigster Grund für Seitensprung. 2005, Online im Internet: http://www.theratalk.de/material.html (27.05.06)

Shapiro E et al.: Der potente Mann. Ariston, Kreuzlingen, 1998

Elmadfa I et al.: Österreichischer Ernährungsbericht. Bundesministerium für Gesundheit und Frauen, Institut für Ernährungswissenschaften der Universität Wien, Wien, 2003

Morrissey G: Satisfaction. Wilhelm Heyne Verlag, München, 2005 (deutsche Erstausgabe, eng. 2002)

Epicure: Erotische Abenteuer wichtiger als Urlaub. 2005 Online im Internet unter: http://www.presseportal.de/story.htx?nr=660606&search=telefonsex (25.05.06)

Kinsey AC: Sexual Behavior in the Human Female. Indiana University Press, Bloomington, 1999

Reinisch JM: The Kinsey Institute New Report on Sex. St. Matin's Press, New York, 1991

Die Gene oder das Essen?

Wirths W: Über den Einfluß von Industriezeitalter und geänderten Arbeitsbedingungen auf die Entwicklung der Fettsucht. in Cremer D: Fettsucht, Gefahren, Prophylaxe, Therapie. Lehmann, München, 1968

Kuulasmaa K et al.: Estimation of contribution of changes in classic risk factors to trends in coroanary-event rates across the WHO MONICA Project population. Lancet; 355:675-87, 2000

WHO. Obesitiy: Preventing and managing the global epidemic. Report of a WHP consultation. World Health Organ Tech Rep Ser; 894:1-253, 2000

Garn SM et al.: Trends in Fatness and the Origins of Obesitiy. Pediatrics, 57(4), 1976

Holtmeier HJ: Diät bei Übergewicht und gesunde Ernährung. Hirzel, Stuttgart, 2000

Wirth A: Adipositas. Epidemiologie, Ätiologie, Folgekrankheiten, Therapie. Springer, Berlin Heidelberg, 1997

Wirth A.: Adipositas-Fibel. Springer, Berlin Heidelberg, 2003
Stunkard AJ et al.: An adoption study of human obesity. New England Journal of Medicine, 314:193-198, 1986
Bouchard C et al.: The response to long-term overfeeding in identical twins. New England Journal of Medicine, 322:1477-1482, 1990
Doyle AC: Scherlock Holmes – The adventure of the Cooper Beeches. Oxford University Press, New York, 1994
Hinney A et al.: Gene, in denen Mutationen Mäuse und möglicherweise Menschen dick machen. Adipositas, 13:6-12, 1997
Zhang Y et al.: Positional Cloning of the mouse obese gene and its human homologue. Nature, 372:(6505), 425-432, 1994
Montague CT et al.: Congenital leptin deficiency is associated with severe early-onset obesity in humans. Nature, 387:903-908, 199
Vaisse C et al.: A frameshift mutation in human MC4R is associated with a dominat form of obesity. Nat Genet, 20:113-114, 1998
Boutin Ph et al.: GAD2 on Chromosome 10p12 is a Candidate Gene. Human Obesity. Plos Biology, 1(3):1-11, 2003
Bittel DC et al.: Prader-Willi syndrome: clinical genetics, cytogenetics and molecular biology. Expert Rev Mol Med, 7(14):1-20, 2005
Hebebrand J et al.: Molekulare Grundlagen der Adipositas. In Ganten D et al.: Molekularmdedizinische Grundlagen von Endokrinopathien, Springer, Berlin, 2001
Levy D et al.: A Change of Heart: How the People of Framingham, Massachusetts, Helped Unravel the Mysteries of Cardiovascular Disease. Knopf, 2005
Liebermeister H: Adipositas. Ursachen, Diagnostik, moderne Therapieoptionen. Deutscher Ärzte-Verlag, Köln, 2002
Liebermeister H: Übergewicht. aus einem ARTE-Interview, 2005
Online im Internet unter: http://www.arte-tv.com/de/geschichte-gesellschaft/fett/866946,CmC=859926.html (15.5.2006)

Ernährungs- und Lebensgewohnheiten vom 19. bis zum 21. Jahrhundert

Elmadfa I et al.: Österreichischer Ernährungsbericht, Bundesministerium für Gesundheit und Frauen, Institut für Ernährungswissenschaften der Universität Wien, 2003
Barlösius E: Soziologie des Essens. Juventa Verlag, Weinheim 1999
Kreuzer et al.: Kalorienerbrauch steigt. Online im Internet unter: http://www.kfp.at/scripts/active.asp?vorlage=12&id=3&rubrik=3 (17.05.06)
Marktl W: Makronährstoffe und Ballaststoffe. In Widhalm K: Ernährungsmedizin. Verlagshaus der Ärzte, Wien, 2005
Valentini V: Nährstoffbedarf und Empfehlungen zur Nährstoffzufuhr. In Widhalm K: Ernährungsmedizin. Verlagshaus der Ärzte, Wien, 2005

Rützler H: Was essen wir morgen? Springer Wien-New York, Wien 2005
Schweizerische Gesellschaft für Ernährung: State-of-the-Art-Bericht „Fast Food und Gesundheit", Bern, 2005

Die Geschichte der Diäten

Wolfgang B: Tusculum-Lexikon griechischer und lateinischer Autoren des Altertums und des Mittelalters, Heimeran Verlag, München, 1963
García-Ballester L et al.: Theory and medical practice from antiquity to the European Renaissance. Aldershot, Ashgate,2002.
Artelt W: Ernährung und Ernährungslehre im 19. Jahrhundert. Vandenhoeck & Ruprecht, Göttingen, 1976
Strehlow W, Hildegard- Heilkunde von A-Z, Droemersche Verlagsanstalt, München, 1993
Bachmann RM: Gesund und schlank durch F.X. Mayr, TRIAS, Stuttgart, 1999
Walb L: Die Haysche Trenn-Kost: nach Dr. Hay und Dr. Walb, Haug, Heidelberg, 1976
Heintze T: Säure-Basen-Harmonie durch Trennkost, Falken, Niedernhausen, 1998
Atkins RC: Atkins for life, Goldmann, München, 2004
Atkins RC: Die neue Atkins-Diät: Goldmann, München, 2005
Lutz W: Die Lutz-Diät: Kerngesund und schlank endlich ohne zu hungern. Ariston-Verlag, Kreuzlingen, 1986
Tarnower H: Die klinisch erprobte Scarsdale-Diät. Molden, Wien, 1979
Montignac M: Essen und dabei abnehmen. dtv, München, 1995
Grillparzer M: GLYX-Diät: Abnehmen mit Glücksgefühlen. Gräfe & Unzer, München, 2003
Ditschuneit H: Ergebnisse der Adipositasforschung, in Energiestoffwechsel, endokrine Regulation, Therapieprobleme. Perimed-Fachbuch-Verl.-Ges., Erlangen, 1984
Kushi M: Makrobiotik:der Weg zu Frieden und Harmonie; durch gesunde Ernährung in eine bessere Zukunft. Scherz, Bern, 1988
Leitzmann C et al.: Alternative Ernährungsformen. Hippokrates Verl., Stuttgart, 2005
Schrott E: Ayurveda für jeden Tag: die sanfte Heilweise für vollkommene Gesundheit und Wohlbefinden. Gütersloh, Wien, 1994
Köster H: Brigitte-Diät. Mosaik Verlag , München, 1982
Gasser R: Die Kreta-Diät: mediterrane Ernährung für ein gesundes Herz. Falken, Wien, 1999

Übergewicht als politische Herausforderung

Rützler H: Was essen wir morgen? Springer Wien-New York, Wien, 2005
Haug, K: Der Diätkrieg. Reportage: SWR-Übernahme, 2005

Ellrott T et al.: Gewichtsstabilisierung nach einem Selbsthilfeprogramm für Übergewichtige mit und ohne Unterstützung durch einen Nährwertcomputer. Ernährungs-Umschau 53, Heft 3, 2006

Artelt-Gattinger E et al.: Evaluation interdisziplinär vernetzter Adipositas-Therapie unter Berücksichtigung der Suchtkomponenten. Verhaltenstherapie und psychosoziale Praxis, 35:753-768, 2003

Bury J et al: Evaluation des Programmes Suisse Balance. Genf, 2005

Kirschner R et al.: Evaluation der Tätigkeit des Fonds gesundes Österreich 1998-2001, 2003 Online im Internet: http://www.fgoe.org/hidden/broschueren/evaluation.pdf/view (27.05.06)

Bestman S: Zusammenfassender Kurzüberblick zu den Evaluationen im Rahmen der Bundeszentrale für gesundheitliche Aufklärung im Jahr 2004, Berlin, 2005

National Center for Health Statistics: Prevalence of Overweight and Obesity Among Adults:United States, 1999-2002. Online im Internet unter: http://www.cdc.gov/nchs/products/pubs/pubd/hestats/obese/obse99.htm (26.05.06)

Links

- WHO: http.// www.who.org
- FGÖ http://www.fgoe.org/
- Tut gut http://www.tutgut.info/tutgut/
- Plattform Ernährung und Bewegung http://www.ernaehrung-und-bewegung.de/peb.php?view=viewcompiler&id_view=35
- Bundeszentrale für Gesundheitliche Aufklärung http://www.bzga.de/?uid=b3e5bd5e23cac733d43a499595600976&id=gesundeernaehrung
- Gut drauf http://www.gutdrauf.net/
- Suisse Balance http://www.gesundheitsfoerderung.ch/de/activities/program/spp1/suissebalance.asp

Abbildungen

Umschlagbild: Getty Images/Iconica/ Measuring tape around bunch of asparagus on plate, close-up/Aaron Graubart
Seite 8/9: Michael Merzlikar, Wien
Seite 38/39: Michael Merzlikar, Wien
Seite 59: *KiloCoach*™ Rezeptarchiv, Wien
Seite 61: *KiloCoach*™ Rezeptarchiv, Wien
Seite 63: *KiloCoach*™ Rezeptarchiv, Wien
Seite 77-79: Michael Merzlikar, Wien
Seite 110/111: Michael Merzlikar, Wien
Seite 126: Naturhistorisches Museum, Wien
Seite 136/137: Michael Merzlikar, Wien
Seite 145: Univ. Prof. Dr. Christa Fonatsch, Abt. f. Humangenetik, Medizinische Universität, Wien
Seite 146: Jeffrey Friedman, Rockefeller University, New York
Seite 172-174: Jürg Christandl, Wien (Dr. Rosa Aspalter, Mag. Martina Weissenböck), alle anderen: Privatbesitz

Graphik

Seite 20: *KiloCoach*™, Wien, Graphik: Miachel Merzlikar, Wien
Seite 27: MEGAtimer® International, Salzburg, Graphik: Michael Merzlikar, Wien
Seite 59: Michael Merzlikar, Wien
Seite 99-103: Daten: *KiloCoach*™, Graphik: Wien, Michael Merzlikar, Wien
Seite 142: Daten: Wirths W., Graphik: Wien, Michael Merzlikar, Wien
Seite 143: Graphik: Michael Merzlikar, Wien
Seite 153: Daten: Schweizerische Gesellschaft für Ernhärung, Graphik: Michael Merzlikar, Wien
Seite 168: Daten: Deutsche Zeitschrift für Sportmedizin, 55:11, 2278-285, 2004; OECD: Definitions, Sources and Methods per country, Health Statisitcs, 2004, OnlineimInternetunter:www.irdes.fr/ecosante/OCDE/814010.html(25.05.06), Graphik: Michael Merzlikar, Wien

Stichwortverzeichnis

A
Abendesser ... 153
Abendmahlzeiten ... 153
Abfahrtshocke ... 75
Abhängigkeit ... 124ff
Ablenkung ... 31, 42, 53, 114
abnehmen ... 16, 18, 21, 25ff, 34ff, 40ff, 48, 55, 72ff, 74ff, 81ff, 98, 99ff, 112, 126ff, 135ff, 170ff
Abnehmerfolg ... 99, 128, 158ff
Abnehmkurve ... 99ff
Abnehmmethode ... 5
Abnehmpräparat ... 22
Abnehmprogramme ... 16, 170
Abnehmversuch ... 16ff, 21, 34, 43
Abnehmziel ... 19, 42, 99, 101ff, 171
Abwechslung ... 65ff, 72, 154
Abweichung ... 33, 35
adipös ... 144, 168
Adipositas, monogene ... 145ff
Adipositas-Epidemie ... 142ff
Adoptivstudien ... 143
Adrenalinstoß ... 94
Aktivität ... 13, 29, 43ff, 48, 76, 83ff, 89ff, 99ff, 122, 124ff, 144, 163, 170
Aktivität, sexuelle ... 124
akzeptieren ... 13, 127, 148
Alkohol ... 57, 60ff, 69, 70
all you can eat ... 70
Alternativen ... 17ff, 26, 44, 46ff, 62, 136ff, 170ff
Angst ... 11, 13, 88, 124ff, 135
Anker ... 101
annehmen ... 60, 90, 103, 127ff
Anspannung ... 13, 89, 94
Anstrengung ... 32, 44, 75, 95, 100ff
aphrodisierend ... 125
Appetit ... 68ff, 100, 113ff, 133ff, 144
Arbeitszeit ... 65
archaisch ... 117ff
Ärger ... 13, 135
Armstrong, Louis ... 33
Arthrose ... 73, 91ff
Asterix ... 116
Astronauten-Programm ... 76ff
Atkins, Robert ... 159
Atkins-Diät ... 55, 159ff
Atmosphäre ... 114, 118, 133
Atmung ... 84, 108
Aufzeichnungen ... 33, 43
Ausdauerbelastung ... 81
Ausdauertraining ... 73, 82ff
Ausdünstung ... 130
Ausflüchte ... 41
Ausgaben ... 5, 25ff, 153
Ausgewogenheit ... 5
Auslöser ... 56
Ausreißer ... 23
Ausrutscher ... 44, 107ff
Ausschlachtungsquote ... 117
Aussehen ... 28ff, 40, 60, 113, 127ff
Außer-Haus-Verzehr ... 66, 153
Auswertungen ... 46, 104, 166, 171
autofahren ... 75
Ayurveda ... 162

B
Badezimmer ... 75
Balance ... 5, 131, 162, 167
Ballaststoffe ... 52, 150ff
Ballaststoffzufuhr ... 150ff
Bandscheiben ... 89ff
Bandscheibenschäden ... 93
Bauch ... 12, 77, 97, 114, 120, 131
Bauchmuskeln/Bauchmuskulatur ... 72, 75ff
Bauchtanzeinlage ... 75
Bauchumfang ... 28, 40ff, 104, 131

Bedürfnis ... 12ff, 22, 113ff, 124
Befinden ... 23
Befriedigung ... 12, 54, 113
Begleitmedikation ... 22
Beisammensein ... 119
bejahen ... 127
Belastung ... 30, 73, 82ff, 90ff
Belastungsintensität ... 73, 81ff
Belohnung ... 23
benachteiligt ... 19, 145
Beobachtung ... 24, 31, 44, 126ff
Bereitschaft ... 28, 32, 43, 97, 124
bereitwillig ...130
Berufstätigkeit ... 132
Beruhigung ... 12, 95, 100
Besteck ...96, 114
Betriebskantinen ... 64, 120
Beweglichkeit ... 44, 76, 93
Bewegung ... 14ff, 25, 32, 40, 72ff, 74, 86ff, 89ff, 94, 102, 108, 138, 147, 154ff, 165ff
Bewegungsapparat ... 89
Bewegungsmangel ... 89ff
Bewegungsunsicherheit ... 89
Bewegungsverhalten ... 104, 163ff
bewusst ... 11, 16, 22, 53ff, 65ff, 85ff, 91, 94ff, 112, 120, 154ff
Bewusstsein ... 5, 19, 108, 119, 151
Bikinifigur ... 28
Bilanz ... 22ff, 35, 68, 84
Bildschirmschoner ... 41
Blutdruck ... 95
Blutfette ...54ff, 152
Blutzucker ...14, 156
Blutzuckerspiegel ... 51, 160
BMI/Body Mass Index ... 24, 90, 170
Brigitte-Diät ... 163
Brot ... 16, 34, 49, 51, 56ff, 68, 151, 159
Brustkrebs ... 93
Büffet ... 44, 62, 66, 70
Bulimie ... 126
Bundeszentrale für gesundheitliche Aufklärung ... 166

C

Cholesterin ... 54, 93, 120, 155
Christensen ... 91
Chromosomen ... 145
Computer ... 41ff, 47
Condroitinsulfat ... 92
Convenience ... 154ff
Corticoide ... 92
Crash-Diät ... 86

D

D-A-CH ... 64, 112
Datenbank ... 47ff, 166
Datensuche ... 48
Daueresser ... 125, 152
Dekonditionierungssyndrom ... 89ff
Demütigung ... 129
Depotfett ... 26
Deutsche Gesellschaft für Ernährung (DGE) ... 64, 167
Deutschland ... 64, 90, 116, 142, 166ff, 173
Diabetes mellitus ... 15, 93, 152ff
Diamond ... 158
Diätempfehlungen ... 20
Diäten ... 5, 14, 16, 18, 20, 54, 159ff
Diätpläne ... 53, 170
Dickdarm ... 152
Dickdarmkrebs ... 93
Disposition ... 28
Disposition, genetische ... 147ff
Disraeli, Benjamin ... 43
Disziplin ... 28
Ditschuneit, Herwig ... 161
Domestikation ... 117
Drang ... 13, 97

Dringlichkeit ... 21, 30, 43, 128
Druck ... 96, 126ff
Drucker, Peter ... 32
Dünndarm ... 152
Durchhalten ... 32
Durchhänger ... 107ff

E
Eigengeschmack ... 57, 137
Einkommen ... 5, 120
Einnahmen ... 24ff
Einsamkeit ...13
Einschränkung ... 14, 26, 86, 138, 158ff
Einseitigkeit ... 153, 156, 159ff
Einstellung ... 25, 27, 41, 136
Einträge ... 42, 47, 48
Eiweißpräparate ... 155
Empfehlungen ... 21ff, 47, 56, 85, 157ff, 164
Energiebereitstellung, muskuläre ... 81
Energiebilanz ... 26, 40, 82ff, 105, 135
Energiedefizit ... 26
Energiegehalt ... 26, 120
Energiegewinnung ... 14, 73, 81ff
Energiespeicher ... 54, 147
Energieüberschuss ... 26, 29
Energieumsatz ... 72, 82ff
Energieverbrauch ... 5, 76, 82ff, 146
Energiezufuhr ... 12, 26, 29, 82ff
Entscheidung ...17, 27ff, 41, 58, 80, 94, 107
Entscheidungsdiagramm ... 58
Entscheidungsfreiheit ... 13
entschlacken ... 15
entspannen ... 12, 96, 128
Entspannung ... 12, 30, 166, 174
Enttäuschung ... 12, 43, 100
Entwicklungsgeschichte ... 22, 133
Erbanlagen ... 148
Erektionsstörungen ... 124
Erfahrungen ... 13, 16, 21ff, 41ff, 52, 54, 95ff, 106, 127, 133, 170
Erfolg ... 16ff, 23, 27ff, 34ff, 40ff, 55, 80, 91, 98, 99, 106, 135, 147, 165ff, 170
Erfolgsdefinition ... 34
Erfolgskontrolle ... 34, 40ff
Erfolgsraten ... 16
Erfüllung ...12, 131
Ergebnisse ... 46, 122, 167
Ernährung nach den 5 Elementen ... 162
Ernährungsdaten ... 47ff
Ernährungsformen ... 5
Ernährungsgewohnheiten ... 14, 16, 32, 152ff, 159
Ernährungsmanagement ... 21, 24ff, 27ff, 40ff, 49, 95
Ernährungsmoden ... 5
Ernährungsmuster ... 14, 147, 149
Ernährungsplan ... 16, 44, 162
Ernährungsprotokoll ... 15, 19, 23, 35, 45, 46ff, 103ff, 152, 170ff
Ernährungsregeln ... 15
Ernährungsstil ... 22, 133, 163
Ernährungstagebuch ... 16
Ernährungstypen ... 51, 162
Ernährungsweise ... 14, 21, 66, 143, 152
Erregungszustand ... 94
Essanfälle ... 102ff
Essattacke ... 102
Essbegierde ... 123ff
essen ... 11, 12ff, 14, 16, 19, 21ff, 25ff, 30, 34, 41, 50, 51, 53, 57ff, 60ff, 64ff, 72, 95ff, 102ff, 107, 112ff, 117ff, 123ff, 133ff, 136ff, 142ff, 150ff, 157ff, 165ff

essen, auswärts ... 64ff
Essenzen-Esser ... 51ff
Essgeschwindigkeit ... 95ff
Esskultur ... 66
Essmotivation ... 49
Essplan ... 49
Esssituation ... 49
Essstörungen ... 117, 126, 174
Essverhalten ... 13, 47, 65, 148, 171
Esszwang ... 53
Evaluation ... 166ff

F
F.X. Mayr – Diät ... 157, 158
Fahrrad ... 74
Falle ... 17, 41ff, 60ff, 99ff
Familie ... 10, 32, 65, 96, 118, 133, 143, 150
Familienstruktur ... 65
Fasten ... 14, 86, 159ff
Fasten, proteinmodifiziertes ... 161
Fast food ... 153
Fehleinschätzung ... 46
Fehlentwicklungen ... 24
Fernseher ... 12, 95ff, 128, 150
Feste ... 135ff
Fett ... 14, 30, 36, 44, 52, 54ff, 60ff, 68, 72, 74, 81ff, 104, 116ff, 129, 135ff, 144ff, 149ff, 158, 165
Fettabbau ... 81ff, 160
Fettdepots ... 14, 26, 155, 159
Fette, echte ... 55
Fette, pflanzliche ... 54
Fette, tierische ... 54ff
Fette, versteckte ... 55
Fettgene ... 145
Fettleibigkeit ... 91, 123
Fettpölsterchen ... 35ff, 85ff, 102
Fettreduktion ... 42, 55
Fettsäuren ... 54, 81ff, 156
Fettsäuren, gesättigt ... 54, 120
Fettsäuren, ungesättigt ... 54
Fettstoffwechsel ... 81ff
Fettstoffwechseltraining ... 81ff
Fettverbrennungszone ... 81ff
Fettverteilungsmuster ... 144
Fisch ... 54ff, 68ff, 159ff
Fit for Life-Diät ... 158
Fitness ... 69, 76, 95, 126
Fitness-Center/Fitness-Studios ... 72ff, 82ff, 155
Fitnessfaktor ... 87
Fitnesszustand ... 87
Fleisch ... 55, 68ff, 116ff, 137, 154, 158ff
Flexibilität ... 26, 40ff
Fonds Gesundes Österreich/FGÖ ... 164
Formula-Diät ... 160
Framingham-Studie... 91, 146
Frauen ... 53, 88, 91, 100, 123ff, 133
Freiheit ... 19, 53, 98, 130
Freiraum ... 136
frieren ... 12
frigide ... 124
Frisch, Georg ... 64
Frühstück ... 56ff, 66ff, 95
Frustration ... 17, 101ff, 128
Führungskräfte ... 32, 40, 173
Fülle ... 22, 45, 53, 117, 127, 152
Fußspitzenwippe ... 74

G
GAD2-Gen ... 146
Gaststätten ... 64
Gebäck ... 57, 67, 151
Gebote ... 19
Gefäßerkrankung ... 93, 124, 144, 153
Gefühle ... 12ff, 19, 53, 107, 131, 135
Gegenregulation ... 14, 101ff
Geld ... 5, 17

Gelenke ... 86, 89ff
Gelenkschäden ... 89
Gelenksinstabilität ... 89
Gelenksmobilisation ... 92
Gemeinschaftsverpflegung ... 64
Gemüse ... 22, 55ff, 65ff, 104, 122, 137, 150ff, 158ff
Gene ... 142ff
genetisch ... 25, 143ff
genießen ... 20, 32, 57, 68ff, 97, 105, 112ff, 118ff, 135ff
Genuss ... 53, 65, 67, 70, 75, 96, 112, 114, 120, 135, 136, 137
Gerichte ... 5, 57, 60, 66, 68, 121, 136
Geruch ... 112ff, 118, 130
Geruchsempfindungen ... 51
Geruchsinn ... 137
Gesamtbelastung ... 91
Geschäftsessen ... 64ff
Geschlechtsverkehr ... 123
Geschmack ... 21, 57, 65ff, 96, 113ff, 117ff, 137, 150ff
Geschmacksempfinden/Geschmacksempfindungen ... 51, 138
Geschmacksverstärker/Vestärker ... 137
Geselligkeit ... 118
Gesundheitliche Probleme ... 11
Gesundheitsförderungsgesetz ... 165
Getränke ... 44, 48, 66, 106, 114, 125, 137, 151, 170, 171
Getränke, kalorienarme ... 14
Getränke, kalorienreiche ... 14
Getreide ... 55, 159
Gettwick, Jane ... 42
Gewicht ... 5, 16, 19, 21, 24ff, 30, 34ff, 74, 91, 94, 100ff, 112, 127ff, 148, 159, 166, 170ff
Gewichtsproblem ... 24
Gewichtsreduktion ... 89ff, 97, 135, 159
Gewichtsschwankungen ... 35, 100
Gewissensbisse ... 113
Gewohnheit ... 22, 30, 80, 96, 106
Gicht ... 120, 160
Gleichgewicht ... 157ff
Gliederung ... 40
Göckel, Renate ... 53
Glück ... 28, 94, 133
Glucosamin ... 92
Glucose ... 56
Glukoseverbrennung ... 81, 83
glykämischer Index ... 56ff, 160
Glykogen ... 14, 82ff
Gonarthrose ... 91
Göttin ... 126, 147
Grundumsatz ... 72ff, 75, 85ff, 101, 170

H

Häppchenesser ... 65, 152
Hauptziel ... 40
Hay, Howard ... 158
Hebebrand, Johannes ... 144
Heilfasten ... 159
Heimtrainer ... 72
Heißhungerattacke ... 56, 152
Herausforderung ... 34, 48, 94ff, 122, 124, 135, 164
Herz- und Gefäßerkrankungen ... 93
Herzfrequenz ... 82ff
Heurigen ... 67, 121
Hildegard von Bingen ... 157
Hindernisse ... 27ff
Hippokrates ... 157
Hoffnungslosigkeit ... 25
Hollywood-Diät ... 160
Hormone ... 54, 144ff
Hüftgelenk ... 90
Hüftgelenksarthrose ... 90
Hüftgelenksersatz ... 90
Hunger ... 12, 14, 21, 34, 49, 51, 59, 65ff, 113, 133ff, 146ff, 171

Hunger, körperlicher ... 12
Hunger, seelischer ... 13
Hungersignale ... 113
Hungerstoffwechsel ... 102
hungrig ... 12ff, 35, 51
Hyaloronate ... 92
Hyaloronsäure ... 92
Hypothalamus ... 51

I
Iacoca, Lee ... 30
Ideal ... 33, 41, 55, 104, 126
Idefix ... 116
Idol ... 18, 126
Immobilisierung ... 89
Impotenz/impotent ... 124
Inaktivität ... 89ff
Insulin ... 56
Intelligenz ... 26
Intensität ... 26, 73, 82ff, 118
Internet ... 34, 46, 129, 168, 170
Ischiasschmerzen ... 90
Isolation ... 11
Ist-Zustand ... 24, 33

J
jogging ... 91
Jo-Jo-Effekt ... 23, 46, 91, 102

K
Kalender ... 23, 33, 42ff, 50
Kalorien ... 14, 34, 44, 46ff, 53ff, 60ff, 68ff, 72ff, 75ff, 105, 122, 135, 147, 149ff, 170ff
Kalorien, leere ... 52, 57, 70, 147
Kalorien, negative ... 34
Kalorienbewusste ... 60
Kalorienbilanz ... 17, 34ff, 47, 85ff, 100ff, 148, 149
Kalorienbomben ... 22, 58, 60, 70, 135
Kalorieneinsparung ... 46, 54ff
Kalorienkonsum ... 46, 149
Kalorienkonto ... 47
Kalorienminus ... 101
Kalorienreduktion ... 72
Kalorientabelle ... 45, 157
Kalorienüberschuss ... 72, 145
Kalorienzufuhr ... 14, 52, 85, 105, 115, 149ff, 159
Kandidatengene ... 144ff
Kardiotraining ... 82
Kasteiung ... 26
Kensington Diät ... 158
Kieser-Training ... 88
KiloCoach™ ... 23, 29ff, 34ff, 42ff, 46ff, 55, 61ff, 65, 81ff, 99ff, 123, 135ff, 170ff, 172ff
Kinsey, Alfred C. ... 126
Kinsey-Report ... 126
Kisch, E.H. ... 123
Kleidergröße ... 24, 44, 97
Kleidungsstücke ... 24
Kniebeschwerden ... 89
Kniegelenk ... 90ff
Knorpelschäden ... 92
Kohlenhydrate ... 14, 54ff, 155ff, 158ff, 165
Kohlsuppen-Diät ... 159
Komfortzone ... 32
Kommunikation ... 96, 172
Komplexität ... 48
Konfuzius ... 32
Kontrolle ... 27ff, 43ff, 88, 96, 151
Kontrollmethoden ... 44
Konzept ... 5, 56, 157ff
Koordination, intermuskuläre ... 88
Kopfschmerz/Kopfweh ... 12, 62, 95ff, 159
Körberl ... 68
Körper ... 5, 12ff, 14, 16ff, 19, 25ff, 43,

51, 54, 70, 72ff, 74ff, 82, 89ff, 94ff, 100ff, 113ff, 125ff, 133, 152ff, 158ff, 174
Körperbewusstsein ... 11
Körperempfindung, unangenehme ... 131
Körpererscheinung ... 131
Körperfett ... 25, 42ff, 84, 104
Körperfettanteil ... 85ff
Körperfettmessung ... 44
Körpergewicht ... 20, 24, 28ff, 44, 74, 122, 125ff, 144ff, 155, 167
Körpergröße ... 16, 29, 163
Körperhunger ... 12
Körperpflege ... 132
Kost ... 21, 30, 52, 64, 147, 152, 160
Kräftigungsübungen ... 93
Krafttraining ... 73, 77, 85ff
Kreta- Diät ... 163
Kreuzschmerzen ... 93, 172
Krise ... 103
Kriterien ... 48, 82ff, 112, 150
Kurskorrektur ... 43
Kushi, Michio ... 162

L

Lady Diana ... 158
Laktatbestimmung ... 84
Langeweile ... 97, 123
Langzeiterfolge ... 16
Langzeitergebnisse ... 46
Laune ... 12
Leben, soziales ... 13
Lebensalter ... 28, 88, 146
Lebensfreude ... 132
Lebensgewohnheit ... 25, 101, 149
Lebensmittel ... 17, 34, 47, 55ff, 66, 106, 108, 120, 137, 151ff, 158ff, 173
Lebensmittel, gentechnisch veränderte ... 151
Lebensqualität ... 87, 133, 154
Lebensrhythmus ... 21
Lebensstil ... 14, 143
Lebensstiländerung ... 16
Leidensdruck ... 11, 28
Leinsamen ... 55
Leistungsfähigkeit ... 84
Lendenschmerzen ... 90
Leptin ... 146
Liebe ... 98, 132, 133, 174
Liebermeister, Hermann ... 147ff
Lift ... 74, 92
Lipogenese ... 56
Logbuch ... 23, 33, 42
low-carb-Diät ... 52, 54ff, 159ff
Low-Fat ... 54
Lust ... 58, 65ff, 72, 84, 114, 123ff, 133, 138, 174
Lutz-Diät ... 160

M

Magen ... 51, 69ff, 95ff, 152ff
Magen- und Darmtrakt ... 51
Magengeschwür ... 95
Magersucht ... 126
Mahlzeit ... 12, 51, 56, 64ff, 96, 133ff, 152, 161ff
Makrobiotik ... 161ff
Mangelernährung ... 153
Massenprodukte ... 150ff
Max-Planck-Diät ... 160
Mayo-Diät ... 160
Mayr, F.X. ... 157ff
Medikamente ... 22
Mediterrane Küche ... 67, 163
Melanocortin 4-Rezptor ... 146
Menüzusammenstellungen ... 48
Misserfolg ... 35, 42, 99, 135
Mittagessen ... 31, 70
Mittelmeer-Diät ... 163

Mobilität ... 91
Model ... 126ff
Montignac-Methode ... 56
Montignac, Michel ... 56, 160
Morrissey, Gabrielle ... 128
Motivation ... 16, 172
Motive ... 10ff, 127
mouth feeling ... 137
Müdigkeit ... 12, 75, 138, 159
Mühe ... 21ff
Mund ... 51, 67, 96, 112ff, 118, 137
Muskelathrophie ... 90
Muskelaufbau ... 14, 73, 75, 93
Muskelmasse ... 14, 44, 76, 85ff
Muskelschwäche ... 89ff
Muskelschwund ... 90
Muskeltonus ... 93
muskulös ... 18
Mut ... 16, 71, 131
Mysterium ... 18

N

Nachbrenneffekt ... 83
Nahrhaftigkeit ... 57
Nährstoffe ... 12, 47, 65, 96, 120, 150ff, 161ff
Nahrung ... 12, 14, 26, 51, 55, 95, 150ff, 159ff
Nahrungsangebot ... 142, 150
Nahrungsenergie ... 5, 25
Nahrungsergänzungsmittel ... 64
Nahrungsmengen ... 52
Nahrungsmittel ... 5, 26, 31, 35, 44, 52, 97, 112, 116, 125, 160
Napoleon ... 130
Naschlade ... 13
Nase ... 51, 113
Nelissenin, Wieke und Adelbert ... 161
Neurotransmitter ... 144
Nierenbelastung ... 55
Normalgewicht ... 105
Notfallkoffer ... 107ff
Null-Diät ... 159

O

Obelix ... 116
Oberschenkelhalsbruch ... 88
Obst ... 19, 22ff, 42, 65ff, 104, 136, 150ff, 158ff
Öle, pflanzliche ... 54
Olivenöl ... 55, 69, 163
Omega-3-Fettsäure ... 54
Ordnung ... 16, 18, 107
Organismus ... 14, 51, 120
Organizer ... 33, 40ff
Orientierung ... 47, 146
Oshawa, George ... 161
Osteoporose ... 90ff
Österreich ... 64, 116, 168
Österreichische Gesellschaft für Ernährung/ÖGE ... 167ff
Ottawa Charta ... 165

P

Padma-Nathan, Harin ... 124
Papierkorb ... 75
Paracelsus, Theophrastus ... 26
Partner ... 10, 11, 30, 96, 127ff, 167
Partnerschaft ... 123ff, 133
Pausenzeit ... 12
Phantasie ... 123
Physiotherapie ... 92ff
Planung ... 13, 22, 27ff
Plattform Ernährung und Bewegung ... 166
Polt, Gerhard ... 121
Portionsgröße ... 49, 68ff
Potenz ... 124
Prader Willi Syndrom ... 146

Präventionsgesetz ... 166
Prinzip *KiloCoach*™ ... 170
Prioritäten ... 13, 40, 43
probieren ... 106, 112, 113, 154
Prognose ... 11, 49
Programm ... 16ff, 23, 29ff, 34ff, 42ff, 46ff, 55, 72, 76, 91, 94, 101ff, 107ff, 122, 166ff, 170ff
Programm, genetisches ... 25
Projektmanagement ... 27
Proopiomelanocortin ... 146
Proteinabbau ... 14, 86
Proteinaufbau ... 14
Proteine ... 14, 55, 73, 86, 144ff, 158
Pulsuhr ... 84ff
Purine ... 120

Q
Qualität ... 21, 49, 64ff, 120, 150ff
Qualitätskriterien ... 150
Quick-Service-Restaurants ... 67

R
Reaktionen ... 24, 83, 127, 131
realistisch ... 19, 28, 34, 91
Rechenarbeit ... 47
Referenzwerte ... 112
Regulierung ... 52, 144
Reiz ... 32, 51, 75, 94, 129, 137
Repräsentationsmotiv ... 11
repräsentativ ... 128
Resignation ... 25
Respekt ... 131
Restaurant ... 60, 64ff
Rezeptoren ... 51, 136, 144
Rheuma ... 120
Risikofaktor ... 90, 124, 144, 155
Rückenschmerzen ... 76
Rückfälle/Rückschläge ... 33, 107
Rützler, Hanni ... 165

S
Sägezähnmuster ... 101
Salzburg Obesity Academy Foundation ... 166
Sattheit /Sattessen ... 26, 51ff, 114, 138, 144
Sattheitssignale ... 51
Sättigung ... 21, 65ff, 114
Sättigungszentrum ... 51
Sattmacher ... 51ff, 54, 69
Säure-Basen-Diät ... 158, 159
Scarsdale-Diät ... 160
Schadstoffe ... 151ff
Schilddrüsenaktivität ... 85
Schlanke ... 10, 18, 123ff, 148
Schmerz ... 89ff
Schmerzbehandlung/Schmerztherapie ... 89ff, 172
Schnittstelle ... 45
Schokolade ... 11, 26, 29, 53ff, 60, 161
Schönheitsideal ... 5
Schonung ... 89, 159
schriftlich ... 31, 42ff
Schuhwerk ... 92
Schuhzurichtung ...92
Schwächeanfälle ... 30
Schweinehund, innerer ... 98
Schweinsbraten ... 116ff, 136
Schweiz ... 41, 64, 116, 167ff
Schweizer Bundesamt für Gesundheit und Gesundheitsförderung ... 167
Schweizerische Adipositasstiftung/SAPS ... 168
Sears-Diät ... 160
Seelenhunger ... 12
Seelennahrung ... 107
Selbstakzeptanz ... 107
Selbstbewusstsein ... 11, 127
Selbstdisziplin ... 21, 96
Selbstmitleid ...18, 21

Selbstverachtung ... 11
Selbstverleugnung ... 26
Selbstwertgefühl ... 127
Selbstwertgefühl, negatives ... 127
Sex ... 123ff
Sexualität ... 123ff
Sexualverhalten, abnormales ... 125ff
Shapiro, Eugene ... 124
Signale ... 12, 51
Single ... 121
Singlehaushalte ... 65
Sinne ... 22, 40, 66, 84, 105, 112ff, 133ff, 136ff, 144
Sonne-Holm, Sig ... 89
Sparflamme ... 105
Speisen ... 22, 44, 48ff, 52, 65ff, 113ff, 118, 125, 136ff, 162, 170ff
Speisen, kalorienarme ... 138
Speisen, kalorienreiche ... 14, 102
Spiegel ... 40
Sprunggelenk ... 89
Steine im Magen ... 96
Stillstand ... 105, 153
Stoffwechsel ... 15, 82ff, 100ff
Stoffwechselerkrankung ... 15
Strategie ... 5, 13, 66, 97, 106, 112, 167ff
Streisand, Barbara ... 98
Streitgespräch ... 114
Stress ... 43, 79, 85, 94ff, 173
Stressbewältigung ... 79, 166, 173ff
Stresshormonen ... 94, 144
Strichliste ... 47, 97
Suchfunktionen ... 48, 170ff
Suisse Balance ... 167
Supermarkt ... 57, 94, 106, 150ff
superschlank ... 18, 126
Suppen ... 68, 161
Süßes/Süßigkeiten ... 22, 50, 62, 113, 160
Symbole ... 107
Systematik ... 31

T

Tagesbilanz ... 16, 46
Tagesrhythmus ... 99
Tagessollwert, dynamischer ... 101ff, 170ff
Teilziel ... 36, 40ff
Termin ... 13, 29ff, 43, 103
terminiert ... 28ff
Thermotherapie ... 93
Toleranz ... 130
Traditionelle Chinesische Medizin/TCM ... 162
Trainingsfrequenz ... 87
Trainingsprogramm ... 87
Trainingsziel ... 84
Traumfigur ... 11, 28
Traurigkeit ... 13
Trennkost ... 158
Treppensteigen ... 74
Treuebewusstsein ... 124
Triglyzeride ... 93
trinken ... 12, 19, 25, 69ff, 113
Trost ... 12, 107

U

Überblick ... 34, 40, 47ff, 54, 70, 102ff, 152, 158, 171
Überernährung ... 149, 164
Überflutung ... 94
Überforderung ... 13, 84, 97
Übergewicht ... 5, 10ff, 18, 24, 29, 46, 73, 88, 90ff, 94, 120ff, 142ff, 150ff, 162, 164ff, 170, 174
Überkonsums ... 5, 97
Überlastung ... 89
Überlebensvorteil ... 147
überprüfbar ... 18, 28, 166

Übersäuerung ... 158
Übertreibung ... 19
Umsetzung ... 32, 80
Umstellung ... 5, 14, 17, 27ff
unangenehm ... 12ff, 127ff
Unannehmlichkeiten ... 122
unansehnlich ... 129ff
unattraktiv ... 127
unbefriedigt ... 102, 123
Unbeweglichkeit ... 44, 89
unerotisch ... 10, 127ff
unerträglich ... 26, 28ff
Unsicherheit ... 11
unterbrechen ... 103ff, 107
Unterernährung ... 149
Unterforderung ... 84, 97
Unterhaltung ... 138
unternehmen ... 21, 128, 164
Unterstützung ... 30, 45, 76, 168
unverfälscht ... 117
unvorhergesehen ... 31ff, 40ff
Unzufriedenheit ... 126
Unzulänglichkeit ... 126
üppig ... 16, 60, 67, 116, 126ff, 136
Urlaub ... 72, 96
Ursachen ... 25, 36
USA ... 142, 153, 161ff, 168

V

Venus von Willendorf ... 126, 147
Veränderung ... 14, 19, 22ff, 24ff, 27ff, 50, 65, 90ff, 97, 105, 147, 149ff
Verbesserung ... 25, 40, 64, 91ff, 125, 151, 166
Verbindlichkeit ... 40ff
Verbote ... 19, 57, 163
Verdauungsstörungen ... 151ff
Verein der „Lift- und Fahrstuhlverweigerer“ ... 74
Vergnügen ... 19
Verhältnis ... 5, 23, 27, 68, 97, 120, 149, 156, 158ff
Verköstigung/verkosten ... 65, 137ff
Verlangen ... 12, 21, 57, 68ff, 125, 136
Verlangen, sexuelles ... 123ff
verlangend ... 123
Verlaufsgraphik ... 100
Verlaufskurve ... 19, 35, 105
Verletzungsanfälligkeit ... 90
Verlockung ... 19, 114
Verlust ... 84ff, 96, 154
Verpackung ... 54
verschlingend ... 123
Verspannung ... 73, 89ff
Versprechung ... 17
Verstehen ... 17, 18, 22, 25, 69, 144, 163
Verzicht ... 21, 57, 85, 135ff
Verzweiflung ... 18
Vielbeschäftigte ... 42
Vielfalt ... 62, 150ff
Vitamin/e ... 54ff, 69, 120, 136, 158ff
Völlegefühl ... 12
Völlerei ... 70, 136
Vollkornbrot ... 21, 52, 68
Vollkornprodukt ... 104, 158
Volumen-Esser ... 51ff
Vorbereitung ... 31ff, 118
Vorbilder ... 28
Vorlieben ... 130
Vorsätze ... 40, 70
Vorstellung ... 13, 27ff, 40, 83, 112, 118, 123ff, 149

W

Waage ... 44, 104ff, 129
Wahl ... 18ff, 66
Wahlmöglichkeit ... 17
wahrnehmen ... 42, 113
walking ... 91ff
Wärmelehre ... 148

Wärmeproduktion ... 51
warmhalten ... 66
Wasser ... 34, 61, 67ff, 97, 102, 112, 118, 133, 156, 159ff
Weißbrot ... 21, 52, 150ff, 160
Weißbrotesser ... 21
Weitermachen ... 28, 103ff, 107
Wellness-Trend ... 5
WHO ... 142, 164ff
Wirbelsäulengelenke ... 89
Wirth, Alfred ... 148
Wirtschaftswelt ... 24ff, 27
Wirtshaus „Zum lachenden Wildschwein" ... 116
Wochenschnitt ... 36, 102
Wohlbefinden ... 23, 43, 51, 153, 157
Wundermittel ... 25
Wünsche ... 18, 28
Wunschfigur ... 107

Y

Yang ... 160
Y-Chromosom ... 145
Yin ... 160

Z

Zeit ... 5, 14, 17, 18, 26, 29ff, 44, 51, 53, 67, 75, 81ff, 89ff, 96, 103, 107ff, 113, 117ff, 137, 147, 150ff, 157ff, 165ff, 170ff
Zentralnervensystem ... 51
Zettel ... 41
Ziele ... 15, 27ff, 34ff, 41ff, 72, 97ff, 101, 166ff, 170
Zielsetzung ... 22, 74
Zubereitung ... 61ff, 66ff, 161
Zucker ... 46, 55ff, 60ff, 137, 149, 161, 165
Zufriedenheit ... 51, 123ff
Zufriedenheit, sexuelle ... 123
Zurücksetzung ... 124ff
Zweifel ... 32
Zwillingsstudien ... 143
Zyklus ... 100

Springer und Umwelt

Als internationaler wissenschaftlicher Verlag sind wir uns unserer besonderen Verpflichtung der Umwelt gegenüber bewusst und beziehen umweltorientierte Grundsätze in Unternehmensentscheidungen mit ein.

Von unseren Geschäftspartnern (Druckereien, Papierfabriken, Verpackungsherstellern usw.) verlangen wir, dass sie sowohl beim Herstellungsprozess selbst als auch beim Einsatz der zur Verwendung kommenden Materialien ökologische Gesichtspunkte berücksichtigen.

Das für dieses Buch verwendete Papier ist aus chlorfrei hergestelltem Zellstoff gefertigt und im pH-Wert neutral.

Hanni Rützler

Was essen wir morgen?

13 Food Trends der Zukunft

2005. 175 Seiten. Zahlreiche farbige Abbildungen.
Gebunden **EUR 24,90**, sFr 42,50
ISBN 3-211-21535-2

Dieses Buch ist ein echter „Leckerbissen" für alle, die sich mit der Zukunft des Essens beschäftigen – und wer tut das nicht?

Was die Autorin sich damit vorgenommen hat, beschreibt sie selbst so: „Theoretisch können wir tagtäglich unter einer fast unendlichen Vielfalt an Lebensmitteln und Kostformen frei wählen. Praktisch werden aber unsere alltäglichen Essentscheidungen von gesellschaftlichen Megatrends beeinflusst. Zudem verändern sich die individuellen Lebensgeschichten und adäquat dazu die Essstile.

Mit meinem Buch möchte ich dem bewegten Lebensmittelmarkt Struktur geben und mit Hilfe von 13 Food Trends die zentralen Entwicklungschancen für Landwirtschaft, Lebensmittelverarbeiter, Gastronomie und Handel aufzeigen. Dabei sollen auch die KonsumentInnen auf den Geschmack kommen: Sie erhalten spannende Einblicke in die ‚essbare Konsumwelt' von morgen und eine profunde Orientierung für einen bewussten Lebensmitteleinkauf."

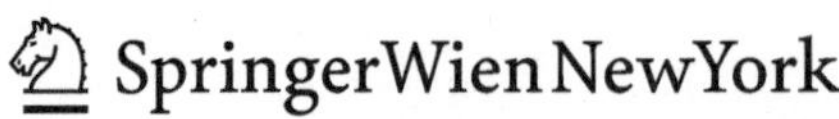

P.O. Box 89, Sachsenplatz 4–6, 1201 Wien, Österreich, Fax +43.1.330 24 26, books@springer.at, **springer.at**
Haberstraße 7, 69126 Heidelberg, Deutschland, Fax +49.6221.345-4229, SDC-bookorder@springer.com, springer.com
P.O. Box 2485, Secaucus, NJ 07096-2485, USA, Fax +1.201.348-4505, service@springer-ny.com, springer.com
Preisänderungen und Irrtümer vorbehalten.